検査なんか嫌いだ

鎌田 實

Minoru Kamata

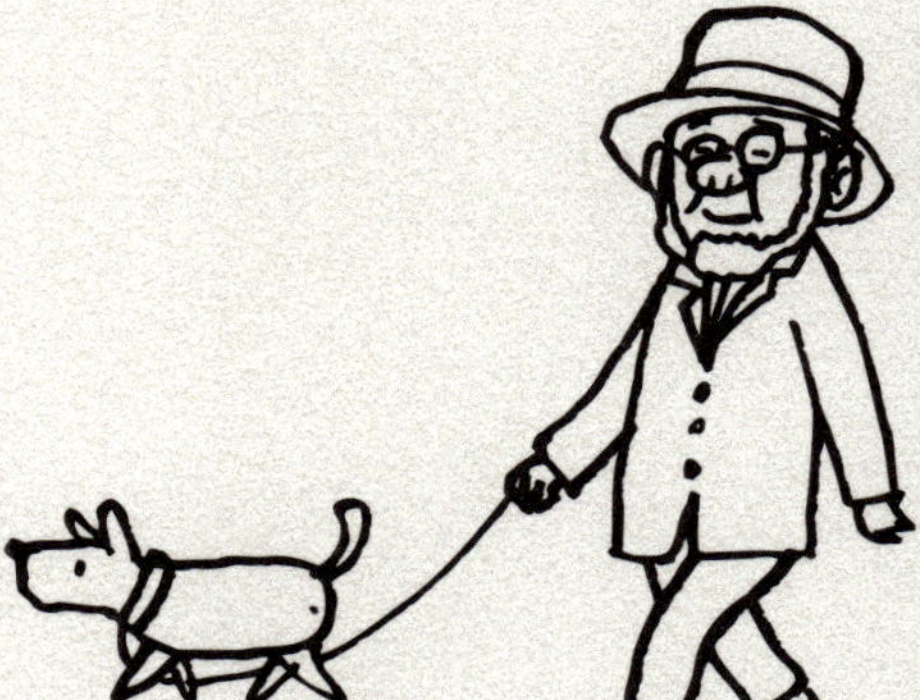

集英社

検査なんか嫌いだ

鎌田　實
Minoru Kamata

小さい頃から検査は苦手だった

僕は検査が苦手だ。なぜなら検査を受けて「いい結果」をもらったことがないからだ。中学生の頃から視力が落ち始めた。眼科検診を受けると「視力が落ちたから、眼科に行って再検査し、メガネをかける必要がある」という主旨の書類を持たされた。家に持ち帰って親に見せるたびに、「字を書くときの姿勢が悪い」とか、「暗いところで本を読むな」などと叱られるから、眼科検診が大嫌いになった。メガネなんか死んでもかけたくなかったが、高校に入って、黒板の字が読めなくなって初めて、嫌いなメガネをかけるようになった。

検査の種類はちょっと異なるが、小学校では、「持ち物検査」も苦手だった。ハンカチ、ちり紙をポケットの中に入れているかどうか、筆箱の中の鉛筆はきちんと削ってあるか、ノートや教科書に自分の名前を書いているか……実はうっかり者の僕は、よく忘れ物や落とし物をしたので、こういった検査がとても苦手だった。

だから「検査が嫌いだ」という気持ちはよくわかる。

しかし医者として病気に苦しむ患者さんと付き合っていると、「もっと早く病気に気づいていれば……」とか「毎年がん検診を受けていればよかった……」などと後悔する声をたくさん耳にする。

健康な人間は、健康の大切さを自覚できず、健康を失ってから初めて後悔し、「余計なおせっかい」だと思っていた検査の重要性を知る。検査の方法がいろいろ開発されて、医療の進歩に役に立ってきたことも見逃せない。

「検査はイヤだけど役に立つ」という複雑な状況で、怖い面倒くさい……だけどよく考えると、とても大切ないのちを守る検査と、どうやって付き合っていけばいいのだろうか。

この本は、検査嫌いなドクター鎌田が、微妙な立ち位置から、皆さんのそんな疑問に答えようとして作られた。

すべての人々の健康維持に役立てばとてもうれしい。

目次

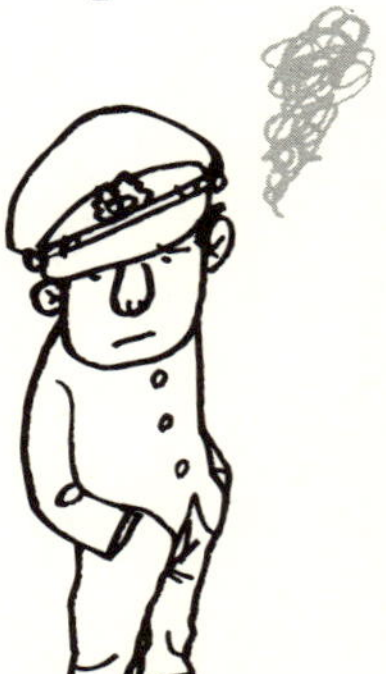

がん検診

がん罹患数が100万例を超えた！／検査より身内の病気を軽視するな！／胃がん〜減少は検査のおかげ？／飲みすぎ、刺激の強い食べ物、ストレス、喫煙もNG／胃カメラとエックス線、どちらを選ぶべき？／安心のための検査があってもいい／大腸がん〜便秘との関係／現代人に急増中の大腸がん／大腸がんの検査は簡単な検便からでいい／胃カメラや大腸内視鏡検査は、痛くない方法がいいな／肺がん〜最も死亡者が多いがん／タバコの煙は大切な人も傷つける／肺がんになってからの検査は辛い／前立腺がん〜患者の8割が高齢者／PSA検査は万能ではない／前立腺がんを克服した間寛平さん／乳がん・子宮がん〜若い女性も要注意／子宮頸がん検診の受診率が低いのは大問題／ワクチン接種の議論より検診受診率アップを／マンモとエコーの得意分野／毎年乳がん検診を受けているから安心と思わないこと／アンジェリーナ・ジョリーさんの決断と遺伝子／乳がんと家族で立ち向かう市

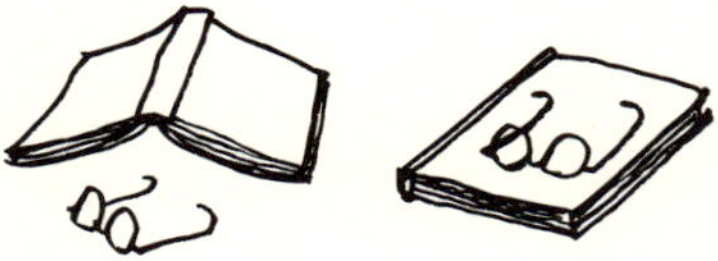

＊検査の基準値、正常値や診断基準に唯一無二の正解はない。病院、医学会、国などによって異なり、社会の変化とともに見直される。

第1章

人はなぜ検査が嫌いなのか?

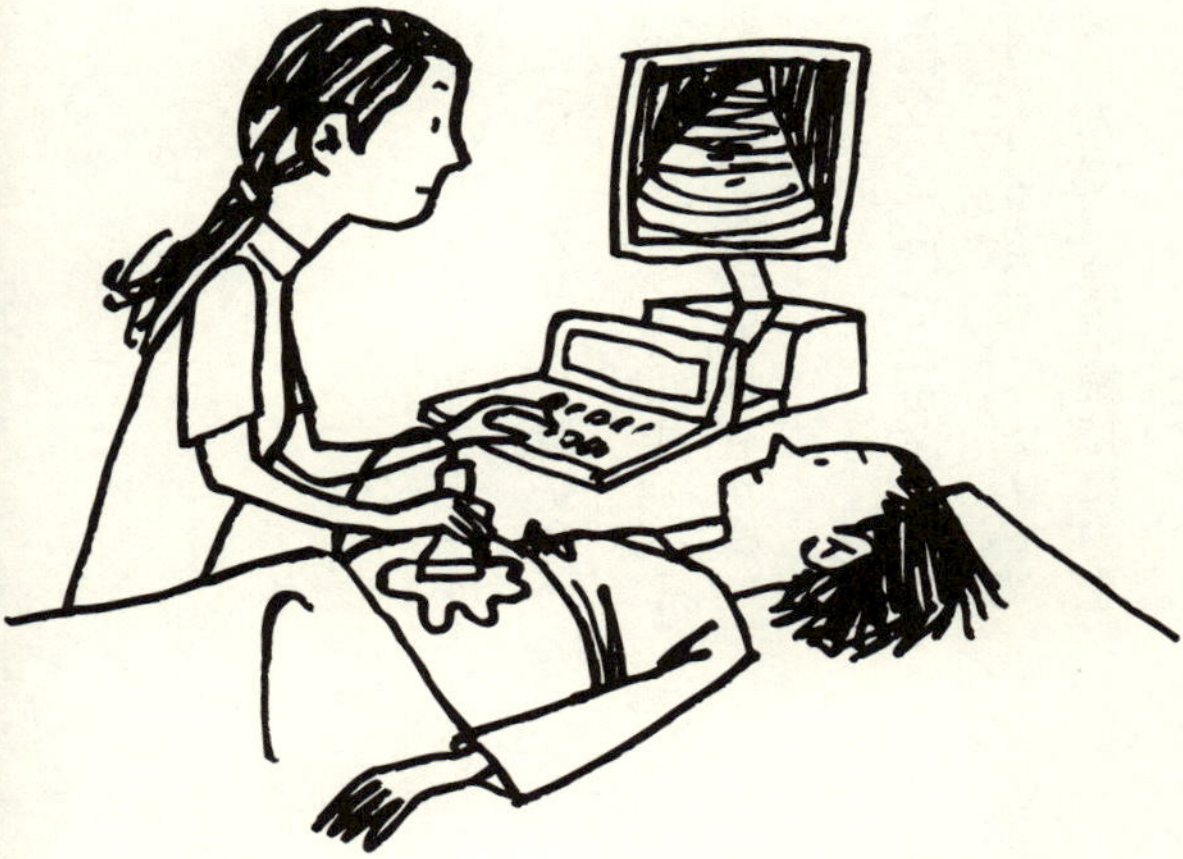

検査は人を幸せにしない

僕が検査を嫌う理由は、検査結果で人が幸せな気分になれないからだろう。せっかく痛い思いをして注射器で血液を採り、検査をした結果が、コレステロール値が高いから好物の「とんかつを食べるな」とか、肝機能の数値が悪いから「お酒は控えめにするように……」などと耳障りなことばかり言われるのであれば、誰でも検査が嫌いになるものだ。

僕の友人の健康オタクは検査が大好きで、半年に一度血液検査を受けて、「異常なし」の結果と医師や保健師さんにほめられたことを自慢する。また半年後に、「お若いですね！」「完璧な健康体です！」などと称賛されることが楽しみで、健康維持に力を注いでいる。とても良い検査の利用法だと思うが、彼のようにうまくいく人は少なく、ついつい不摂生をして、何かひとつくらい検査数値が基準値を外れて、文句を言われてしまうものだ。

自分を厳しく管理して、健康維持ができない人間の戯言《ざれごと》になってしまうかもしれないが、検査嫌いを解消するためにも、「人を幸せにする検査」とまでは言わないが、人を不快にさせる検査にならないように、医療関係者はアイデアを出し合って、改善する必要があるのではないかと思う。

僕の経験から言うと、検査も良い結果が出れば楽しいものだ。一番わかりやすいのは、ダイエット中に体重が順調に減っているときは体重計に乗るのが楽しくて、1日に何度も体重計に乗って計測するものだが、ひとたび停滞期になって食べるのを我慢しても体重が減らなくなったりすると、体重計に乗る回数が激減する。それがきっかけとなって、「もうダイエットはやめよう!」「体重計もいらない!」となげやりになって、我慢したストレスを解消しようと過食になり、リバウンドに陥ってしまう。努力しても結果が出ずに報われなければ、人はやる気をなくしてしまうものだ。

検査も何となく毎日飲みすぎ食べすぎで、「きっと結果が悪いに違いない」とか、「再検査になったらどうしよう」とか、「もしかしてがんが見つかったらどうしよう……」

などと、検査前にいつも不安がよぎる人は、どうしても検査嫌いになるだろう。

できれば検査結果は「オール5の通信簿」のように、どこも異常なしのパーフェクトな健康体だとうれしいし、そうありたいものだが、「オール5の通信簿」を取るのが難しいくらいに、健康診断やがん検診で「異常なし」をもらうことは難しい。

日本人間ドック学会によると、2014年に人間ドックを受けた人の中で、全検査項目が「異常なし」だった人は、たったの6・6%だった。生きていれば誰でも体のどこかに異常は生じる。異常なしを維持するのは難しいことだ。だからあまり神経質にならず、優等生を目指さず検査を受けるのも、検査嫌いを克服するためには、必要なのかもしれない。

そもそも体の異常や病気を早め早めに見つけるのが検査だから、「異常なし」を喜ぶよりも、「異常あり」を喜んだほうがいい。つまり「病気が深刻な状態にまで進行する前に見つかってよかった！」と考えるべきなのだ。だから異常が見つかっても落ち込んだり、必要以上に不安を感じたりしなくていい。「これで病気を悪化させることはない」と、むしろ検査を受けた自分をほめてあげよう。

もし大切な人に異常が発見されたら、決して普段の生活態度をなじったり、批判したり、怒ったりせずに、まずは「早く見つかってよかったね」とやさしい言葉をかけてあげよう。そうすることで、次の検査も気持ちよく受けられるし、万が一、治療が必要になったときも自暴自棄になったり、家族に八つ当たりしたりすることもないだろう。

検査結果が芳しくなかったときの心理は、自分で悪いことをしたとわかっていることを見つけられてしまった反抗期の少年みたいなものなのだ。自分で現実を受け止めて、生活習慣をほんの少し変える。行動変容がだいじなのだ。検査データで一喜一憂しないこと。生き方や生活の仕方を変えるチャンスだと思えばいいのだ。

IQが高くないから、僕は変われた!

小学生の頃、ＩＱ（知能指数）の検査があった。検査が終わって、しばらくしてから、僕は職員室に呼ばれ、「鎌田、ＩＱは高くないぞ」と言われたのだ。

その言葉で何となく、「自分は頭の回転が良くないのだなあ」ということがわかった。成績はトップクラスで、学級委員をするくらいだったから、先生はきっと僕のことを頭の良い子だと思ってくれていたのだろう。意外な結果に驚いていたように見えた。IQ検査の結果を聞いてから、「自分はズバ抜けて頭が良いわけでなく、人並み程度だ」ということがインプットされた。

家が貧乏だったので、中高校生時代から、どこへも行けない環境を抜け出して世界中を飛び回る人間になりたいという夢を持ち始めた。そしてそれを実現するためには大学に行かねばならないと思い、勉強を始めた。しかし友達から遊ぼうと誘われたら、断れずに遊んでしまった。遊び好きは、変えたくなかった。でも夢は手に入れたかった。そのときに思い出したのは、「鎌田、IQは高くないぞ」という検査の結果。頭が良くないのだから、人よりもたくさん勉強しなければ、夢は実現しない……そう思い、朝4時半に起きて勉強し、生活を改めた。これが検査結果で行動変容が起きる初めての経験になった。おかげで東京医科歯科大学医学部に合格して、医者になり、世界中を飛び回ることができるようになった。

皮肉にも夢を実現するために、僕が嫌いな検査が役に立ったのだ。もしあのとき、ＩＱ検査の結果が良かったら、「自分は勉強しなくても頭が良いから大丈夫！」と油断してしまったかもしれない。

一方で、「ＩＱ検査が悪いから、勉強しても無駄」と考えて、夢をあきらめてしまうという考え方もあっただろうが、僕は楽天的な人間なので、そうは考えずに検査結果をうまく勉強の励みにすることができた。

ＩＱ検査は残酷だ。知能を数字で判定し、頭の良い人間と悪い人間を選別すると、当時は信じられていた。しかし、その結果を聞いてすぐに挫折してしまうより、たとえ悪い結果でも自分のために生かすべきだと考えている。

医療は人を幸せにするものでありたい

病院に行けば検査はつきもので、まずは検査をして体の様子を調べる。患者さんは、何か体の不調や異変を感じて病院に来ているわけだから、検査結果が悪い場合のほうが多い。医師はその悪い結果を患者さんに伝えなければならない。とても大変な仕事だ。

たとえば血液検査の結果で、赤血球数やヘモグロビンなどの数値が低く貧血が見つかった場合は、その数値のL（LOW：標準値より低いことを示す）の部分に赤丸をして、「貧血」と書く。さらに「肉、魚、できればレバー」などと、食事の注意点も書き、説明する。特に異常がない項目には、二重丸をして、「合格」と書いて渡す。こうすると患者さんはとても喜んで笑顔になる。イヤな検査でも、使い方によっては、人を喜ばせたり、やる気にさせたり、幸せにすることができるのだ。

僕は医者として、医療は人を幸せにするものだと考えている。だが必ずしもすべての人に幸せ感を提供することができない。つまり、重い病気であることが判明したり、治療法がない病気であることを伝えたり、病気が進行して手遅れになっていることをはっきりと伝えなければならないこともある。

そんなときに「3年生存率30％です」とか「手術を受けても助かる率は20％です」などと数値だけで伝えると、とても冷たい印象を与えてしまうものだ。しかもネガティブな数値を理路整然と並べ立てて告知するのは、厳しすぎ。温かな言葉を添える必要がある。

不幸な事実を伝えるときでさえ、僕はどうすればこの人たちを少しでも傷つけず、前向きな生き方を支えられるかということを考えるようにしている。だから死を宣告するような言い方や数値の使い方は避けて、「30％の可能性にかけてみましょう」とか「20％の成功を信じましょう。僕らは全力を尽くします」と伝えることにしている。そうすると患者さんは不思議と自分自身の底力を発揮して、苦しい手術を乗り越えてくれることが多い。「人を幸せにするのが医療」という考え方で、人を力づけるエンパワーをするために、エビデンス（この治療法が良いと言える科学的な根拠）や検査を、上手に利用するように心がけている。

検査結果を理解するのは難しい

検査が嫌いな理由のひとつに、検査結果の意味がわかりにくい、あいまい、などと感じることがある。特に血圧、中性脂肪値、コレステロール値などは、非常にややこしい。おまけに基準値や正常範囲などという、医者でもわかりにくい評価軸があり、その数値は時々見直しが行われる。

検査結果の数値に一喜一憂したり、振り回されたりするのも、ストレスになるし、健康維持のためには良くないことだから、「あまり深刻に考えないでください」とか、「1つの検査数値だけでは全身の健康状態は評価できませんから気にしないことです」などと付け加えることが多い。

実際に検査の数日前から脂っこいステーキやとんかつなどを食べれば、中性脂肪値は上がるし、ご飯をたくさん食べた後に血糖値を測れば、空腹のときよりもはるかに高い血糖値になる。血糖値に関しては、食事による変動が激しいために、「空腹時血糖値」とか「食後血糖値」などと、区別した呼び方をしている。

検査結果には、わかりにくい専門用語がいっぱい含まれていることや、評価基準もあいまいで、時々見直されたりすることも、検査嫌いを増やしている一因だろう。

でもひと言だけ付け加えておくと、実は医者も検査が好きな人は少ないような気がする。これはとても大切なことだ。検査嫌いは、あなただけではないのだ。

検査嫌いだった永六輔さん

永六輔さんは無類の検査嫌い、病院嫌いだった。2016年7月7日に83歳で亡くなられた。お別れの会で弔辞を読むことになった。「父は人を笑わせるのが好きだったので、父がニヤニヤするようなお話をぜひ」とご家族から頼まれた。そこで、とっておきの「武勇伝」を語ることにした。

永さんは、ある病院で1週間の人間ドックを受けることになった。採血をして生化学の検査をする、そう説明を受けても「僕は拒否します」と言い、翌日、胃カメラをのんでもらいますと言われたときも、もちろん拒否。自分は「日本胃カメラをのまない会」の会長と豪語した。医者や看護師から検査の説明を受けては、ひとつひとつ断っていった、とんでもない患者である。1週間後、最終的に永さんの受けた検査結果は、「血圧」と「身長」と「体重」だけだった。式場中が大笑いになった。

そんな永六輔さんだったが、「諏訪中央病院は、病院らしくなくていいね」と言って、特別に気に入ったようで、よく遊びに来てくれた。講演で近くに来たときに、「鎌ちゃん寄るよ」と言って、病院で急に「ミニ講演会」をやってくれたりもした。永さんが来ると会場が患者さんであふれた。貧乏な病院なので、講師謝礼を支払えず、その代わりに僕が永さんを診察することになった。そして次第に病院嫌いも克服し、検査も受けてくれるようになった。

検査が嫌いな永さんを、これ以上検査嫌いにさせないために、血圧を測るとか、聴診器を当てるとか、触診をするとか、できるだけ針を刺したり、痛い思いをさせたりしないように気をつけながら、医者と患者の信頼関係をゆっくりと築いていった。

２０１０年頃、永さんはよく転ぶようになったと僕に訴えた。手足の関節を動かそうとすると、ぎくぎくとぎこちなく動くことに気がついたという。永さんの症状は、パーキンソン病によくあるものだった。東京の医大の元教授で諏訪中央病院で外来診療をしていた神経内科の専門医にすぐ診てもらい、パーキンソン病だと診断がついた。このときは、ＣＴ検査もさせてくれた。その後、都内の専門医にバトンタッチした。

その頃から血液の検査も受けてくれるようになった。それから半年ほどして、血液検査の項目にあった、ＰＳＡという前立腺がんの腫瘍マーカーの数値が正常値を超えて高くなっていることが判明した（ＰＳＡについてはＰ72を参照）。ただ、たった1回の検査でＰＳＡが正常値を超えているくらいでは、慌てないようにしている。患者さんをびくびくさせないためだ。実はＰＳＡという腫瘍マーカーは、あまりあてにはできないと思ってきた。しかし何度も検査をして、経時的に数値を見ていくと、前立腺がんにたどり着くことがあるため、永さんも1か月に1回、ＰＳＡ値を測ることにした。超音波検査もさせてもらった。

その結果、永さんが前立腺がんであることがわかり、そのことを永さんに伝えた。すると、「鎌ちゃん、僕は手術を受けないから」と、永さんからぴしゃりと宣言された。

僕はいつも、「自分が患者さんと同じ病気だったらどうするか」と考えながら診察することにしているので、永さんの年齢を考えたら、僕も同じように手術を受けないという選択肢を選んだだろうと思った。僕が選んだ主治医は泌尿器科で手術の上手なドクターだったけど、永さんの希望を伝えて無理な治療をしないようお願いした。

医者と患者の信頼関係を永さんと構築していくなかで、彼のように徹底的に検査が嫌いな患者でも、話し合いながら上手に選択していけば、その人の人生観に合った、クオリティ・オブ・ライフ（生活の質）の高い治療を受けることができると確信した。

永六輔さんは亡くなられたが、最少の検査を受けるだけで、効率よく診断がつき、パーキンソン病と前立腺がんという2つの病気を抱えながら、亡くなる10日前まで自分のラジオ番組を持ち、83歳の生涯を生き抜いて、穏やかな最期を迎えた。

検査は嫌いでもいい。でも上手に利用することがだいじなのだと思う。最小限の検査で、永さんのように最後まで自分らしく生きることだってできるのだ。

第2章

ややこしい！ 健診と検診

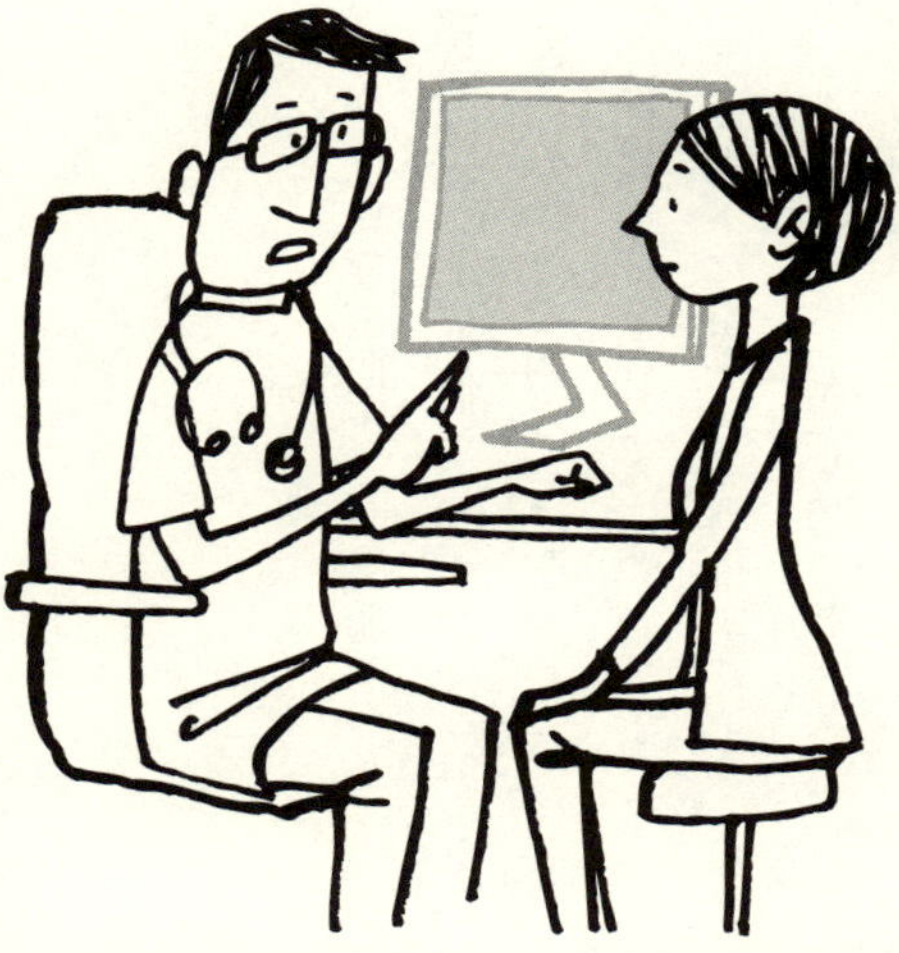

メタボ健診で正常だった人は20%未満！

特定健康診査（いわゆるメタボ健診）を受けた40歳以上の会社員で、血圧、肝機能などの生活習慣病リスクを示す４つの数値がすべて「基準範囲内（基準値）」だった人は、わずか17%だったことが、健康保険組合連合会（健保連）の調査で明らかになった。この調査によると、健保連に加入している40〜74歳の会社員約２７０万人について２０１４年度の血圧、脂質、血糖、肝機能に関するデータを調べた結果、４項目すべてが基準範囲以内だった人は、約45万人にとどまり、全体の17%だったという。検査を受けた約半数は、１項目以上が「医療機関の受診を勧める数値」だったという。

そもそも「基準値」とは、簡単に言うと、「健康な状態の目安」ということになり、基準範囲を外れたからといって、必ず病気だったり異常だったりするわけではないので、検査結果に一喜一憂しないことだ。

厚生労働省によると、2014年度にメタボ健診を受けた人は、受ける義務がある人のうち、わずか48・6%で、毎年増加しているものの、まだ半数に満たない。無料で受けられる検査なのに受けない人がたくさんいるという事実。みんなやっぱり、検査が嫌いなんだなあ。

メタボ健診の何が嫌かというと、やはりウエスト周囲のサイズを測定されることだろう。僕だってウエストまわりにメジャーを当てられて、キッチリと太めのウエストサイズを白日の下にさらすのは恥ずかしい。女性だったら絶対に秘密にしたい場所だと思う。それを会社の健保組合などに知られてしまうのは、気持ちの良いことではない。さらにウエストまわりのサイズが大きすぎた場合は、保健師さんから手厳しい生活指導を受けることになる。いくらやさしい口調で説明されても、「ウエストが太いから、お酒やラーメン、揚げ物や焼肉を減らしましょう」と釘を刺されるのは辛い。だからみんなメタボ健診を受けたくないのだ。

人のプライドや秘密、ちょっと大げさだが、尊厳を傷つけるような検査をしてまで、病気を見つけて健康でいたい人は稀《まれ》ではないだろうか。

メタボ健診は、未病発見や健康維持に貢献する検査だと思うが、人の羞恥心やプライドまでを考慮しなかったことが、人々に受け容れられない原因となった。欧米に多いＢＭＩ30以上の肥満度Ⅱの「おお太」は、日本では少ない。多くは、肥満度Ⅰの「ちょい太」だ。欧米では、これは予備群で肥満には入らない。むしろ「ちょい太」は長生きしているというデータもある。「おお太」は検診をしなくても診断できる。「ちょい太」を見つける検診より意味がない。現在のメタボ健診は、ウエスト周囲長の測定の必要性を含めて、大幅な見直しが必要ではないか。特定健康診査なんか嫌いだ。

「健診」と「検診」はどう違う

「鎌田先生、私この前『けんしん』を受けて、異常がありました……」この発言、医者ならばよく耳にする患者さんのコメントだが、受け手の医者としては、それが「健診」なのか「検診」なのかを判断しなければならない。これがけっこう厄介で、一般的に患者さんはこの２つの言葉の意味をあまり気にせず区別しないで使っているので、医者側は、健康だけれどもそれを維持するために「健診」を受けて異常だったのか、健康に何か問題があって「検診」を受けて異常が見つかったのか、はっきりさせなければならないのだ。

医者としては、「ほら来たぞ……、これだから『けんしん』は面倒なんだ……この問診、ちょっと時間かかるなあ……」と正直、気が重くなる。僕が医者として検査が嫌いなのも、言葉の問題がネックになっている。

読者の皆さんにも、誤解がないよう、簡単にこの2つの「健診」と「検診」の意味の違いをご説明しよう。

まずひとつ目の「健診」は、特に病気があると思われない健康な人を対象に、体全体の健康状態を調べる検査で、特定の病気を見つけたり、具合が悪いところだけを調べるものではない。血液検査などの簡単で一般的な検査を行い、その検査結果を医師が分析して、何か異常や病気と思われる兆候があれば、その疑わしい病気かどうかを詳しく調べる「検診」を勧める。「人間ドック」や、「特定健診」俗に言う「メタボ健診」がこれにあたる。この2つにも大きな違いがあり、人間ドックは任意、つまり健診を受けるか受けないかは「個人の自由」に任されるが、特定健診は40～74歳の公的医療保険加入者を対象として、検査を実施することが義務づけられている。

健診は病気があるとは認められない人の健康状態を調べるものなので、予防医学的には「一次予防」と呼ばれ、本人が自覚していない段階から異常や病気の兆候を見つけて、それが悪化しないように生活習慣を改善するようアドバイスしたり、場合によってはさらに検査をしたり、薬を処方したりして治療をスタートする。

「健診」で異常が見つかった場合、深刻に受け取りすぎるのもストレスになってしまうの

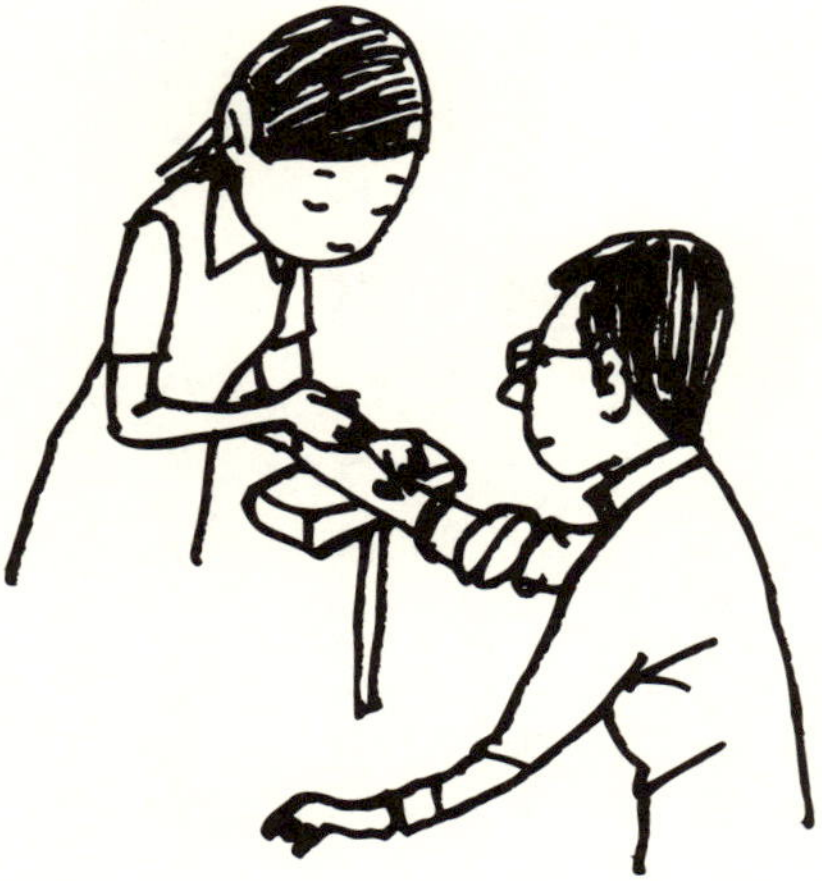

で避けたほうがいい。「会社の健康診断で要精密検査になったら症状がかなり進行している」という都市伝説は、まったくのデマで、疑わしきは検査……というのが健康診断のスタンス。だから、「要精密検査」と言われても、真っ青になって、「人生の終わり」だなんて思わないように！

もうひとつの「検診」は、ある特定の体の一部や、特定の病気に特化して調べる検査のこと。一番みんなに身近なのは、学校で受けた「歯科検診」。虫歯がないかどうかを確認することに特化した検査。「どこかに虫歯はないか？」とターゲットを決めて検査を行い、早期に治療をして大切な歯を守ることが目的だ。

同じように、乳がん検診、大腸がん検診などのがんにかかっていないかどうかの検査も検診だ。検診は特定の病気があるのではないかと想定して検査をし、早期にターゲットとした病気を見つけて治療を行うことが目的なので、予防医学的には「二次予防」にあたる。

腹囲は、あてになる数値ではない

ここでメタボ健診について紹介しよう。メタボ健診はメタボリックシンドローム（内臓脂肪症候群）の予防に着目した特定健診・保健指導で、２００８年４月から義務化がスタートした。対象は、「男女とも40〜74歳（健康保険の場合、被扶養者含む）」の国民健康保険、健康保険組合などの医療保険加入者全員で、糖尿病や高脂血症、高尿酸血症などの生活習慣病の発症や重

肥満度分類

BMI＝体重（kg）÷ 身長（m）÷ 身長（m）

例）身長160cm、体重60kgの人の場合

60÷1.6÷1.6 ≒ 23.4

BMI	判定
18.5未満	低体重
18.5以上25未満	普通体重
25以上30未満	肥満（1度）
30以上35未満	肥満（2度）
35以上40未満	肥満（3度）
40以上	肥満（4度）

症化を予防することを目的としている。検査項目は次のとおりだ。

【特定健康診査項目】

・問診（生活習慣、行動習慣）
・診察（理学的所見）
・身体計測（身長、体重、腹囲、BMI）
・血圧測定
・血液検査（中性脂肪、HDL・LDLコレステロール、ALT〈GPT〉、AST〈GOT〉、γ-GTP、空腹時血糖、ヘモグロビンA1c《エーワンシー》〈HbA1c〉）

メタボリックシンドロームの診断基準

①内臓脂肪の蓄積（腹部肥満）	おへその高さの腹囲 男性85cm以上、女性90cm以上 （腹部CTによる内臓脂肪面積100㎠以上に相当）
②脂質代謝異常	中性脂肪150mg/dL以上 HDLコレステロール40mg/dL未満 の一方または両方
③血圧高値	収縮期血圧130mmHg以上 拡張期血圧85mmHg以上 の一方または両方
④高血糖	空腹時血糖値110mg/dL以上

①に加えて②～④の2つ以上に当てはまる場合に、メタボリックシンドロームと診断される。2005年に、日本内科学会が発表した基準だが、近年、上記の数値は部分的に見直されつつある。

・尿糖、尿たんぱくの有無の検査
・医師の判断で選択的に実施する項目（心電図検査、貧血検査、眼底検査）

従来の健診に、「腹囲（ウエスト周囲長）」が追加されており、男性が85cm以上、女性が90cm以上の場合、メタボリックシンドロームの基本要件を満たすこととなる。

「ウエストまわりが太いと言われたが、少しくらいいいいじゃないか！」などと、プライドが傷つけられ、健診結果を「余計なおせっかい」と考える人も多い。

なぜこんなにウエストまわりを目の敵にするのか？　それは、ウエストまわり（小

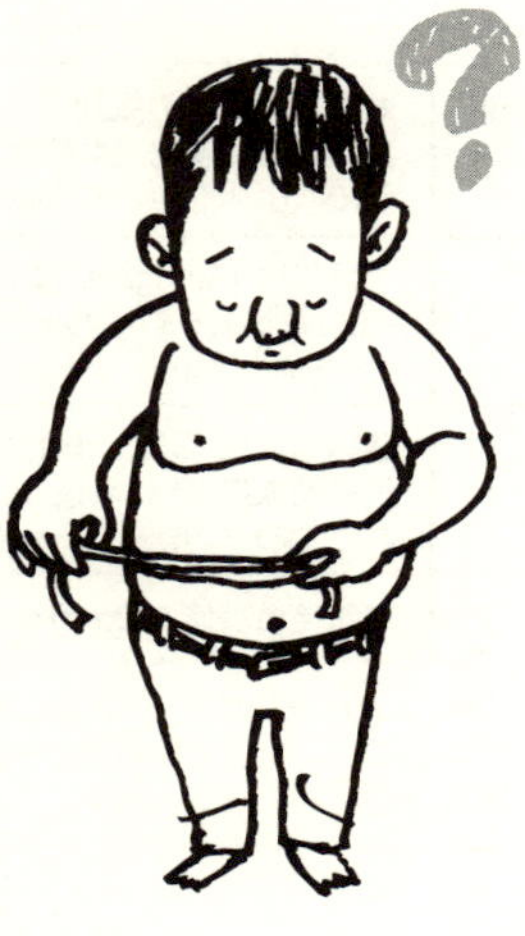

腸や大腸のまわり）にこびりついた内臓脂肪からは、さまざまな悪玉物質が分泌されるからだ。簡単に言うと、血糖値を高くしたり、脂質の代謝を悪くしたり、動脈の傷の修復を妨げたり、血圧を上昇させたり、血栓ができやすくなるなど、人が健康状態を維持するために必要な体のシステムを狂わせてしまう。この状態が続けば、脳、心臓、内臓などに次々と重大な病気がドミノ倒しのように発症し、「メタボリックシンドローム」の状態に陥るリスクが高まる。だから、危険な病気の芽は小さいうちに摘み取るように、ウエスト周囲長が着目されるようになったのだ。

右の検査で異常が見つかり、「保健指導対象者の選定基準」を満たすと、医師、保健師、管理栄養士などによる特定保健指導を受けることになる。

【保健指導対象者の選定基準】（厚生労働省「標準的な健診・保健指導プログラム（確定版）」２００７年より）

●ステップⅠ：腹囲とＢＭＩで内臓脂肪蓄積のリスクを判定

腹囲：男性は85㎝以上、女性は90㎝以上→Ⓐ

腹囲：男性は85㎝未満、女性は90㎝未満、かつＢＭＩが25以上→Ⓑ

●ステップⅡ

①血糖：空腹時血糖値（12時間以上食事をしない状態での血糖値）が１００㎎／dL以上またはヘモグロビンA1c値が５・２％以上または薬剤治療中

②脂質：中性脂肪値が１５０㎎／dL以上またはＨＤＬコレステロール値が40㎎／dL未満または薬剤治療中

③血圧：収縮期が１３０㎜Hg（ミリグラム水銀柱）以上または拡張期が85㎜Hg以上または薬剤治療中

④喫煙歴あり

●ステップⅢ：ステップⅠ、Ⅱから対象者をグループ分け

ステップⅠで、ⒶかⒷにチェックされても、ステップⅡの項目に1つも当てはまらない場合は、情報提供のみとする。

ステップⅠでⒶの場合、ステップⅡの①～④のうち、２つ以上該当で「積極的支援」、1つは「動機づけ支援」を行う。

ステップⅠでⒷの場合、ステップⅡの①～④のうち、3つ以上該当で「積極的支援」、1つ～2つは「動機づけ支援」を行う。

僕は、腹囲93㎝、BMI27で、メタボ気味だが、ステップⅡの4項目が全部クリアーなので、「痩せる必要がある」という情報提供だけだった。でも、検査はやっぱり好きになれないと思った。

●ステップⅣ

65歳以上75歳未満の場合は、積極的支援の対象でも動機づけ支援とする。

降圧剤などを服薬中の人は、医療保健者による特定保健指導の対象としない。医療機関で、生活習慣病管理、管理栄養士による外来栄養食事指導、集団栄養食事指導などを活用することが望ましい。

僕は、65歳以上と薬を飲んでいる人は、どうせ積極的指導をしないのなら、希望する人だけにしてしまったほうがいいと思う。この健診の管理をしている保健師がオーバーワークなのだ。

メタボ健診は、病気の人を拾い上げるのではなく、まだ病気ではないものの、これから病気になりそうな「未病の人」を抽出して、医療関係者が早期に介入することが主眼となっている。

保健指導では、体重を適正値に戻すための食事の見直し、運動習慣の取り入れ、ストレス管理や睡眠管理など、微に入り細にわたる健康になるための耳が痛い説明を受ける。ところが2016年5月になって、厚生労働省は、腹囲（ウエスト周囲長）に異常がなくても、そのほかの診断項目に異常がある場合、特定保健指導の対象にすると発表し、新基準でのメタボ健診を2018年度から実施する予定だ。

見直しに至ったのは、腹囲が基準以上だと、それ以外の異常がない人、つまり健康な人に「ちょいメタボ」という、「未病人」のレッテルを貼ってしまう可能性があること。逆に腹囲やBMIが基準値未満でも、血糖値や血圧、血中脂質濃度に異常があり、心血管疾患や生活習慣病の発症リスクが高まっている人や、腹囲が基準値未満でも、内臓脂肪がたっぷりと溜まっている「痩せ型メタボ」を見逃してしまうケースが報告されたことにある。つまり「腹囲はそんなにあてになる検査数値ではない」ということがわかってきたのだ。

人間ドックで「異常なし」はわずか6・6％！

日本人間ドック学会は、２０１４年に人間ドックを受けた人の中で、基本的な検査のすべての項目で異常がなかった「スーパーノーマル」と呼ばれる人が、たったの６・６％しかおらず、過去最低を記録したことを明らかにした。男女の内訳は男性が５・５％で、女性が８・３％だった。

２０１４年1年間に人間ドックを受けた人は３１３万人で、そのうちすべての項目で異常がなかった人は、約20万７０００人。２０１３年に比べて受診者は約10万人も増加している。これは、人々の健康意識が高まったことと、人口の高齢化によって受診率が上がったものと考えられる。１９８４年に初めて人間ドックに関する全国調査が行われた時点の「スーパーノーマル」は29・８％で受診者の３割にも上ったが、毎年減少傾向が続き、２０１４年は過去最低を記録した。

生活習慣病の関連項目で異常が多かったのが、1位が肝機能異常、2位が高コレステロール、3位が肥満、4位が耐糖能異常、5位が高血圧、6位が高中性脂肪だった。特に耐糖能異常と高血圧は2005年以降、急速に増えている。これらの生活習慣病関連の項目は、食生活の欧米化によって、脂っこくカロリーの高い食べ物を食べることが多くなったことも関係している。

調査を行った日本人間ドック学会は、「スーパーノーマル」が減った理由について、受診者の高齢化に加え、人間ドックの検査項目の増加、各検査の判定基準が厳格化したことなどが影響していると指摘している。

健康寿命も平均寿命も世界一の日本で「異常なし」が6・6%しかいないなんて、どこかおかしい。これでは人間ドックが病人を作り出してしまう可能性もある。人間ドックの存在価値を守るためにも、基準値を少し見直したほうがいいのかもしれない。

またここ10年ほどで、人間ドックが急速に普及したことで、毎年人間ドックを受ける人、1年おきに受診する人など、リピーター、反復受診者の割合が全受診者の70〜80%を占めるようになった。これによって、人間ドックの受診者の平均年齢が上がり、

40代から50代へと移行し、さらに60代以上が増えている。

人間ドック健診で発見されるがんのトップは胃がんであり、大腸がんが2位、近年は特に男性では前立腺がん、女性では乳がんの増加傾向が見られる。前立腺がんが発見されるようになったのは、前述のPSA検査という非常に便利な検査が導入されたことが大きな要因だろう。乳がんが増えたのは、乳房の超音波（エコー）検査やマンモグラフィーといった画像検査が普及してきたことが挙げられる。

人間ドックは受けるべきか、受ける必要がないか……という論争がテレビや雑誌でさかんに展開されている。

受けるべき派の意見は、健康だと過信して、がんや大きな病気の芽を摘み取らずに見過ごしてしまい、命を縮めるよりは、毎年受けてこまめに異常をチェックするべきだというもの。人間ドックは受けるべきでない、必要ないと主張する人の意見は、人間ドックで治療する必要もない、ごく初期のがんや病気が見つかり治療することによって、かえって体にダメージを与えてしまうリスクが高くなるというもの。検査による放射線の被曝《ひばく》リスクなども、その理由として挙げている。

僕自身は検査が嫌いなので、人間ドックを受けたことがない。その代わりに、血液検査の数値や体重の増減、血圧などを頻繁に測り、さらには自分の体の声に耳を澄まして異常はないかどうかを気にしている。たまに痛くない検査の肺のエックス線、心電図、超音波検査などを行っている。検査を受けることが少ない分、食事の内容や量、運動量などにかなり気を使って生きている。そのほうが人間ドックを受けるよりも僕にとっては楽チンなのだ。

人間ドック受診は強制ではないし、自分の自由な意思で受けるか受けないかを決める検査だ。だから、忙しくて自分の体の声が聞こえない、食事や運動に注意を払えない、人間ドックに行くと安心する……など、メリットを感じれば受けたほうがいい。僕の外来診療に通っている患者さんが、人間ドックを受けたときは、その大切なデータを臨床に使う。せっかくやった検査は、最大限有効に使う必要があるのだ。

第３章

がん検診

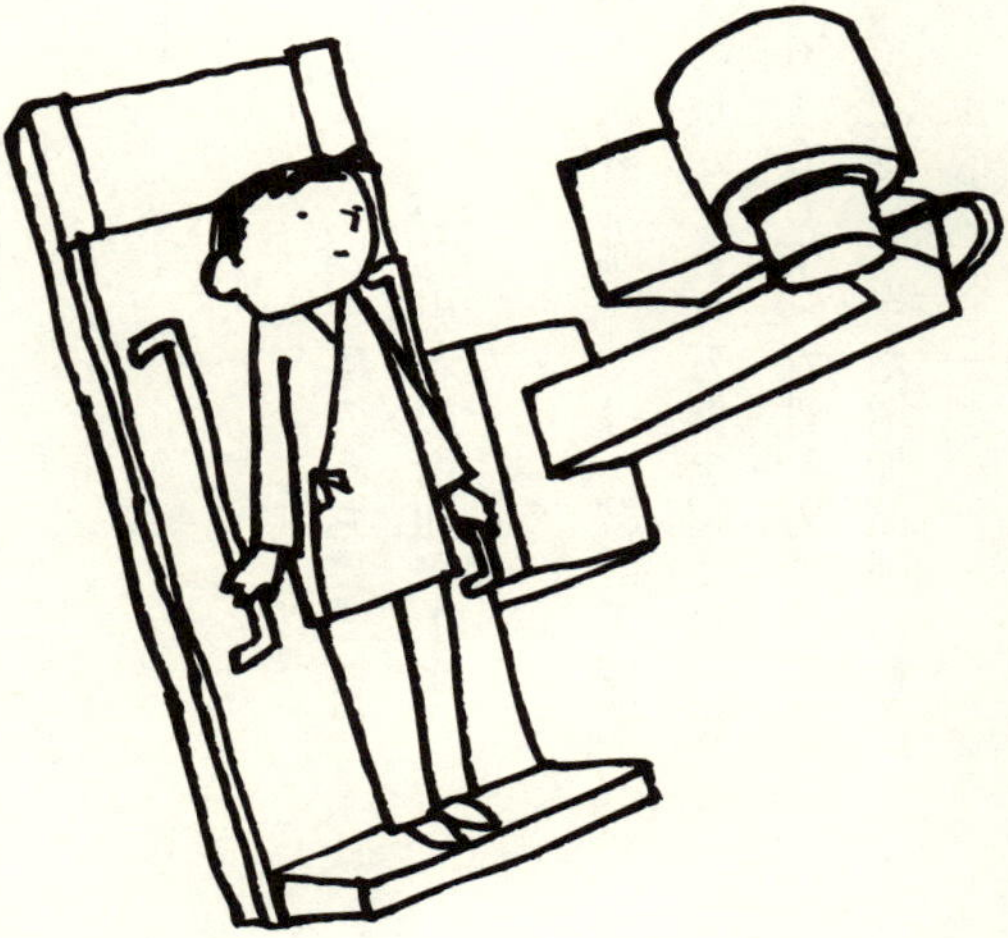

がん罹患数が100万例を超えた！

昔は珍しかったがんという病気も、今は日本人の2人に1人が一生のうちに一度はかかり、3人に1人が亡くなっている。高齢化も影響して、がん患者の増加が止まらない。

国立がん研究センターが発表した「2016年のがん統計予測」では、統計予測開始以来、初めてがん罹患数、つまりがんにかかった人の数が100万例を超えた。正確には101万200例で、男女の内訳は、男性57万6100例、女性43万4100例。がんによる死亡者数も37万4000人で過去最高を記録し、まだ増加傾向は続きそうだ。

がん罹患数やがんによる死亡者数が増加傾向にあるのは、高齢者の増加と大きく関係している。つまり「長生きをして年をとると、がんになる確率も高くなる」ということだ。がんという病気自体が、老化とともにリスクが高まる病気だということを知っておこう。

がんの種類では、罹患数の多い順に大腸がん、胃がん、肺がん、前立腺がん、乳がんで、男女別では、男性が前立腺がん、胃がん、肺がん、大腸がん、肝臓がんの順に多く、女性は乳がん、大腸がん、肺がん、胃がん、子宮がんの順になっている。

死亡者数が多いがんについては、1位が肺がん、2位が大腸がん、3位が胃がん、4位がすい臓がん、5位が肝臓がん。

検査より身内の病気を軽視するな！

よく患者さんに聞かれることとして、「父が大腸がんにかかりましたが、私も念のため大腸がん検診を受けたほうがいいでしょうか？」とか、「母と祖母が乳がんになりました。私も乳がん検診を受けるべきでしょうか？」など、親族の病歴と検診に関する質問がある。

その場合、僕は、「念のため検診を受けてみてください」と言うことが多い。特に両親や祖父母が患った病気に関しては、すべてが遺伝するわけではないが、同じ病気になりやすい体質や生活習慣が関係している場合があるからだ。

お盆やお正月に親戚一同が集まるのも、一緒に食事をしたり、話をしたりすることで、「自分も糖尿病に気をつけなければ」とか「飲みすぎて肝臓を悪くしないようにしよう」と反面教師として自分の健康維持の参考にするための、昔ながらの生活の知恵かもしれない。

最近では親戚付き合いも疎遠になって、身内がどんな病気になったかも知らない人が増えているようだが、自分のかかりやすい病気を知っておくためにも、親族の病歴を調べておくといい。自分の体のウイークポイントが見つかるかもしれない。それを知っておけば、あまり必要ないと思われる検査は後回しにできる。リスクが高いと思われる病気に関係する検査を先に受けておくといいだろう。

僕は実の父が重い糖尿病だったらしいので、血糖値の検査はよくやるようにしている。

胃がん〜減少は検査のおかげ？

国立がん研究センターの２０１５年と２０１６年の「がん統計予測」によると、死亡者が多いがん３位の胃がんは９００人減少、５位の肝臓がんも８００人減少している。ただし、胃がんで亡くなる人は減っているものの、胃がんになる人の数（罹患率）は、人口高齢化の影響で非常に増えている。つまり胃がんが治るがんになったということだ。そして胃がんが治るようになったのは、胃がんを早期に発見して治療ができるようになったからなのだ。

日本人の胃がんリスクを高めているのは、喫煙とヘリコバクター・ピロリ菌の感染だと言われている。

ピロリ菌は経口感染する。お母さんから赤ちゃんへ口移しで食事を食べさせたりすることでも感染する可能性がある。昔は、井戸水を飲んでいたこともピロリ菌の感染を広げていた。井戸水でなく水道水が普及したり、下水道が整備されたりすることで、衛生環境が良くなってピロリ菌の感染率が抑えられたのだ。

ただ、ピロリ菌の感染は、特別な場合を除いて、2~3歳のときに起こり、成長してからは滅多に感染しないので、若いうちに検査をしてピロリ菌がいないことがわかれば、「人生一度きりの検査」で胃がんのリスクを確認できる。

ピロリ菌に感染したからといって、1、2年で胃がんになるわけでもなく、感染したすべての人が胃がんになるわけでもない。長い年月の間、ピロリ菌に感染していることを放置すると、将来胃がんになるリスクが高まるのだ。

このため、京都府立医科大学では、試験的に京都府内の中高校生にピロリ菌の検査を受けてもらい、感染している生徒には除菌を行うことで、将来的には「胃がんゼロ」にしようという研究が行われている。それによると、衛生環境の整った今の日本で生まれ育った中高校生は、ごくわずかしかピロリ菌に感染している生徒がいなかったという。簡単な検査と除菌で、成人になってからがんになったり大変な検査を受けたりしなければならない状況が減るのであれば、ピロリ菌の検査には僕も賛成だ。

ピロリ菌に感染しているかどうかは、内視鏡を使わなくても簡単な検査でわかる。

まず便中にピロリ菌がいるかどうかを判定する検査（糞便中抗原測定）、血液中のピロリ菌に対する抗体の有無を見る検査（血中抗体測定）、尿による検査（尿中抗体測定）、試験薬を飲んだ後の呼気中の二酸化炭素量の変化を見る検査（尿素呼気検査）など痛くなくて簡単だ。

内視鏡で胃の粘膜の組織を採取してピロリ菌の感染を調べる方法もある。検査薬の色の変化で調べる「迅速ウレアーゼ試験」と、組織を染色して顕微鏡で調べる「組織鏡検法」、組織を培養して調べる「培養法」がある。

長野県で中高年の診療をしていると、まだまだ胃がんの患者さんが多く、進行してしまって胃を半分以上切除しなければならない患者さんもたくさんいる。そこまで胃がんを進行させないためにも、若いうちに一度ピロリ菌の検査を行うことが胃がんで泣かない、痛い思いをしないことにつながるのだ。

ピロリ菌に感染していることがわかった場合、ピロリ菌の除菌薬を飲む。その後もう一度検査をして、ピロリ菌が除菌されていることがわかれば、一生ピロリ菌とはさよならでき、胃がんのリスクもグンと下がるのだ。

飲みすぎ、刺激の強い食べ物、ストレス、喫煙もNG

ピロリ菌以外にも胃がんのリスクを高める要因がある。ひとつは塩分の過剰摂取だ。実は塩分をたくさん摂ると、胃の粘膜が傷ついてピロリ菌が増加しやすい状態になることがわかっている。塩分が直接的な原因というよりも、塩分の多い食事をしていると、ピロリ菌が活性化しやすいからのようだ。胃の粘膜を傷つけるという意味では、タバコは、その意味でも十分に胃がんのリ

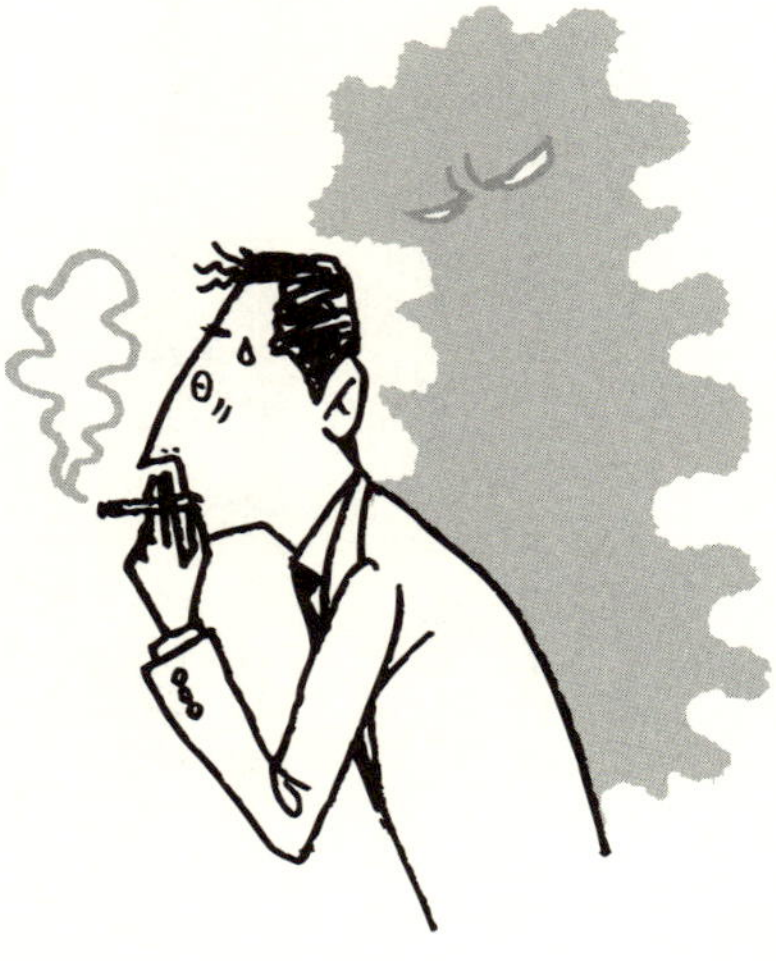

スク要因になる。

お酒は少量なら百薬の長だが、度を超えた飲酒は胃がんの原因になる。アルコールを分解する酵素を作る遺伝子の性質によって、お酒に強いか弱いかがほぼ決まり、アルコールを分解する酵素の力が弱い人が、無理やり酒を飲むと胃がんになりやすいのだ。アセトアルデヒドの分解が速く、たくさん飲める酒豪タイプ、時間をかけてゆっくり飲めばけっこう飲めるタイプ、まったくアルコールを受け付けない下戸タイプの3つのタイプに分かれ、胃がんリスクが最も高いのはもともと、アルコール分解酵素が少ないのに飲酒をする人。すぐに顔が赤くなり、気分が悪くなる人は、無理にお酒を飲まないこと。もちろん酒豪やそこそこ飲める人も、二日酔いになるほど大酒を飲むのは、胃がんや肝臓がん、すい臓がんのリスクを高めることを知っておこう。

最近では、酒豪か下戸かの遺伝子検査が、口腔粘膜を専用綿棒で採取して郵送するだけで調べられる検査キットも販売されている。手軽で痛くなく、費用も5000円くらい。でも、自分が下戸か酒豪かは、自分でよくわかるはず。こんな遺伝子検査は必要ないのではないかと思う。こんな検査は嫌いだ。

塩辛い食べ物、唐辛子などの香辛料の多い食べ物、熱すぎる食べ物、焦げた食べ物、添加物を大量に使った食べ物など、胃を刺激するものの摂りすぎも胃がんの原因になる。

ストレスは胃や腸の働きを悪くさせるため、胃炎や胃潰瘍を引き起こす。何度も繰り返すと、胃の粘膜が傷つき、修復が追いつかなくなってがんになる可能性が高まる。

胃カメラとエックス線、どちらを選ぶべき?

胃の内視鏡(胃カメラ)検査が普及する前は、バリウムというおいしくないバニラシェイクのような検査薬を飲んでエックス線で胃の中を撮影する「胃のエックス線検査」が、胃の病気の検査に広く用いられていた。僕の患者さんの中にも毎年この検査を受けている人もいるが、エックス線を使う検査の場合、被曝リスクが伴うことも知っておこう。一度きりの検査で健康を害することはないが、繰り返しの検査は被曝に注意する必要がある。

まず胃のエックス線検査で見つけられることと見つけられないことをご紹介しよう。胃のエックス線検査が得意なのは、胃の内側の表面部分に発生した凹凸を見つけること。さらにこの検査では、胃だけでなく、食道や十二指腸の入り口など、がんやほかの病気が発生しやすい部分も一緒に見ることができる。また胃の全体像を見て胃の変形を見つけたり、ほかの臓器との関連性をよく調べたりすることができ、胃潰瘍、十二指腸潰瘍、ポリープ、食道静脈瘤、食道裂孔《れっこう》ヘルニアなどを見つけるのが得意な検査だ。

しかし一方で小さながんの病変を見つけたり、凹凸のない平坦ながんを見つけたりするのは苦手だ。もし何か異常が見つかった場合は、結局、胃カメラで胃の中をカラー画像で詳しく調べ、さらに組織を採取して良性か悪性かなどを調べる必要がある。だから、僕は個人的には胃のエックス線検査を省略して、内視鏡検査をしたほうがいいのではないかと考えている。胃がんの好発年齢は40歳以降なので、40代になったら一度内視鏡検査を受けることをお勧めする。内視鏡検査で特に異常がなく、親族に胃がんの人もいないようであれば、2~3年に一度、内視鏡検査を受けるだけでも十分だろう。喫煙や飲酒の量などによっても検査を受けるサイクルは異なるので、医師に相談して自分のケースはどれがベストなのかをアドバイスしてもらおう。

若くても胃がんになることはあるので、年齢にかかわらず、胸焼けや胃が痛い場合は、一度ちゃんと内視鏡検査を受けてみよう。

内視鏡検査は、小さいとはいえ管の先に付いたカメラをのみ込まなければならないので、むせたり、吐きそうになったり、辛いことで有名な検査だった。ところが最近ではカメラが小型化し、鼻から管を通すものや、軽い静脈麻酔を使うものなどが増えてきて、ラクになった。僕の知り合いの編集者など、「眠っているうちに検査が済んだので、画像を見せられても、本当に私の胃なのかあやしいわ」と言っていたくらいだ。

安心のための検査があってもいい

80歳の元気なおばあちゃんが、食欲が落ちて、外来診療にやってきた。「先生、胃が心配だ。胃カメラをしたほうがいいかね?」と質問してきた。

「僕が80歳になっていたら、胃カメラはのみたくないな」と遠回しの返事をする。

「先生、不安で、この頃なかなか眠れないんです」

「でもねえ、胃がんが見つかっても、今の年齢のことを考えると、簡単に手術をしようと言いにくいよね? たとえば早期がんだったら、このまま様子を見てても、あと7〜8年は普通に生きられるから、すぐに手術をしなくてもいい。進行性がんで胃全摘が必要なときは、80歳だから、大きな手術はしないほうがいいんじゃないか?」と僕は答え、「今日は胃薬を出すから、それを飲んで2〜3週間様子を見て、それで症状が良くならなかったら、胃カメラをのみましょう」ということにした。

2週間経って、またおばあちゃんがやってきた。

「先生、おかげさまで食べられるようになりました。夜も眠れるようになりました。だいぶ良くなりました。でもちょっと心配で……」と言うので、僕はすぐに察して、「おばあちゃん、胃カメラやるか？」と言うと、大きくうなずいて微笑んだ。その顔はとても満足そうだった。

僕の考え方とは違うけれど、おばあちゃんのいのちはおばあちゃんのものだから、希望しているなら、内視鏡の検査を受けたほうがよいと考えた。おばあちゃんの性格はよくわかっている。検査をして、異常がないと確認できたら、安心できるのだ。その安心が欲しかったのだろう。

僕は無駄な検査だと思いながらも、おばあちゃんが安心するように、「じゃあ来週、胃カメラを予約しよう。カメラの一番うまい先生にやってもらえるように予約を入れておくね。苦しまないように、短時間でさっと終わるように、やってもらおうな」と話しかけると、おばあちゃんはニコニコして帰っていった。

そして1週間後、おばあちゃんは僕の外来診療にやってきた。

「先生、よく診てもらいました。テレビ画面で自分の胃の表面も見せてもらいました。

先生がよく説明してくれました。80歳とは思えないほど、胃の粘膜がきれいだったとほめられました。先生、安心したよ、ありがとう」と満足そうだった。

検査への考え方は、人によって違う。その人の考え方や生き方に合わせながら、検査を考えていくことがだいじだ。できるだけ僕は、ニュートラルな位置に立って、検査が好きな人の気持ちも、検査が嫌いな人の気持ちも、両方理解しながら、患者さんにとって総合的にプラスになるような選択を考えている。

大腸がん〜便秘との関係

健康雑誌の編集者のAさんは、僕と同じに検査嫌いで、病院取材や医者取材でたくさんの名医や良い病院を知っているのに、人間ドックはもちろん、血液検査やがん検診さえも受診しない40代女性。「検査なんか嫌い」と言っていたAさんは、ひどい便秘を我慢しつつ仕事を続けてきたが、父親が大腸がんになったことで自分も検査をする気になった。医師を含めて医療に詳しく、裏側を知っている人ほど、検査の限界もわかっているので、検査を避ける人がけっこういる。

「父、父方の祖母、父の弟も大腸がんでした。私が小さい頃祖母が便秘に苦しんでいたのを覚えています。父が大腸がんになったことで、もしかしたら……と思い内視鏡検査をしたら、ポリープが3つも見つかりました。すぐ切除してもらい、その後は、便秘薬を飲み、食物繊維と乳酸菌、水分を摂るようにしたら、便秘も治りました。内視鏡が上手だと評判の先生だったので、痛みもなく、毎年検査を受けようと思います」

とひと安心の様子。検査はイヤだけど、役に立つのだ。

Aさんのように慢性的に便秘に悩まされている女性は意外に多い。すべてが大腸がんにつながるとは言わないが、念のため一度は大腸がん検診を受けたほうがよいのではないかと思う。


大腸がんの患者数を年齢別に見てみると、40歳を過ぎた頃から患者数が増えはじめ、ピークは60代後半になる。

タバコやお酒を飲む男性のほうが患者数が圧倒的に多いと想像しがちだが、男女比率は男性が若干多いにすぎない。女性も油断してはいけないがんなのだ。

大腸がんはほかのがんに比べると治る確率が高く、手術をしてがんを克服し、元気に生活できる。進行がんや、肝臓や肺に転移があっても、治る可能性がある。実際にそういう患者さんに接したことがある。だから検査で見つけることが大切なのだ。

大腸がんで亡くなった俳優の今井雅之さんと友人だった僕の知り合いは、今井さんの壮絶な大腸がんとの闘いを見ていた。

「今井さんが病院に行ったときには、ほぼ手遅れの状態で、ここまでがんが悪化するには10年はかかっていると診断された。なぜ検査しな

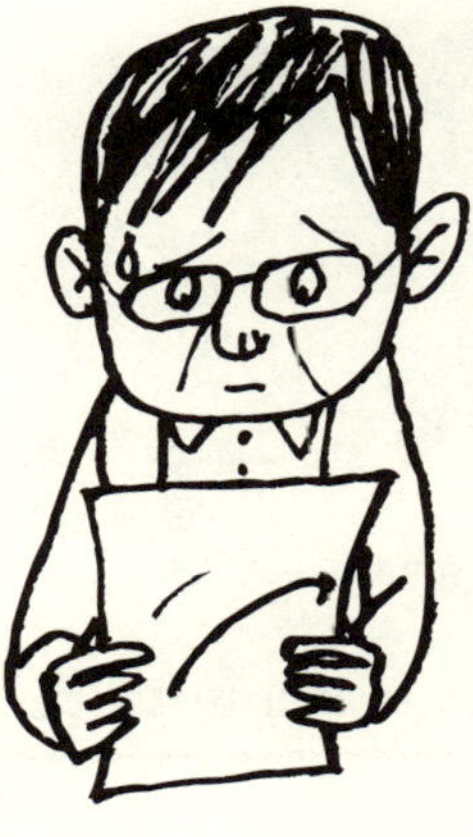

かったのか、なぜ病院に行かなかったのか……そう悔やんでいました。自衛隊出身で体力に自信があった今井さんは、ちょっと我慢すれば大丈夫だと思い込んでしまったのかもしれません」と回想した。

会社や地方自治体で、40歳から大腸がん検診を行っている所が多くなり、無料または低費用で検診が受けられる。もし家族や血縁者の中に大腸がんを患った人がいる場合には、40歳から検診を受けたほうがよいだろう。また便秘が長く続いている人や、喫煙、深酒、肉食で野菜が嫌いなど、食生活が

大腸の部位とがんの発生頻度

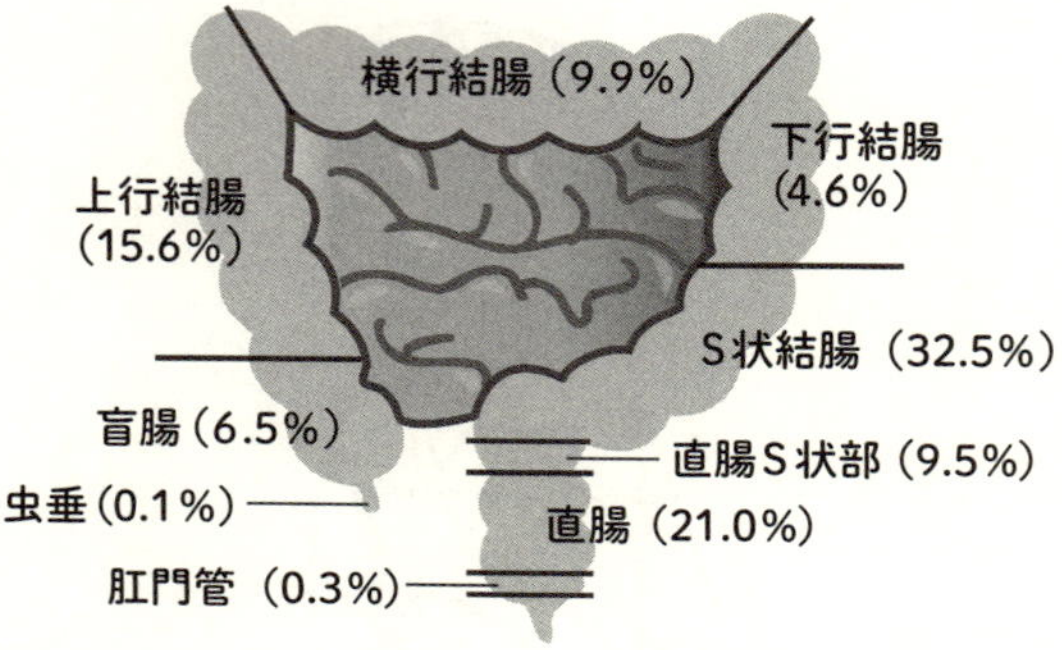

大腸がん全体の70%近くは、肛門に近い側の直腸やS状結腸に発生する

「消化器がん検診全国集計 平成25年度」（日本消化器がん検診学会全国集計委員会）より

偏っている人にも、大腸がん検診をお勧めする。

早期に発見すれば治る可能性の高いがんを見逃して、命を落とすのはもったいない。検査嫌いと言ってないで、思い当たる人は検査を受けてみよう。大腸がんは親族の情報が重要。血縁者に大腸がんの人がいる場合には、その人の年齢の10歳若い年齢のときから、2年に一度大腸内視鏡検査を受けることを僕は勧めている。

現代人に急増中の大腸がん

僕が一番心配しているのは、「大腸がん」が急増していることだ。がんの中で最も多いのが大腸がんで、しかも大腸がんによる死亡者が、前年よりも1000人も増加している。肺がんは前年より100人しか増加していないので、いかに大腸がんが増加し、現代人の命を脅かしているかがわかる。

大腸がんは大きく分けると結腸がんと直腸がんがあり、日本人には結腸がんが多かったが、最近では直腸がんも増えている。

大腸がんが増えた原因は、まず人口の高齢化が進んだこと、そして検査をすることで発見されるケースが増えたことがベースにある。

それ以外に大きな原因になっているのは、食生活が変化して、食物繊維の多い穀物や野菜などが減り、動物性脂肪の多い食事をとるようになったことが影響している。

動物性脂肪が、なぜそんなにがんの発生に関係しているのか?

動物性脂肪を食べると、それを消化するために胆汁が分泌される。その一部が腸内細菌によって酸化されて変質し、発がん物質として働くことが知られている。大腸の最後の部分である直腸やS字結腸はこのような発がん物質と接触する時間が長いので、がんが発生しやすいのだ。

大腸がんの検査は簡単な検便からでいい

大腸がんは、自覚症状が少ないし、早期には発見しにくい。だから長い時間をかけて進行することが多い。がんが進行していくと、排便時の痛みや出血が起こり、便に血が混じったり、細くなったりする。体重が減り、だるさや微熱などが続くこともあるが、これはかなり大腸がんが進行してからの症状だ。

健康診断の項目にもある、便潜血反応検査（検便）は、肉眼では気づかない出血も見逃さずに診断できる。もちろん陽性と診断され、便に血が混じっていても、その原因が痔《じ》やポリープからの出血の場合も多く、実際に大腸がんである人は、検査を受けた人の1％にも満たない0・2％だ。検便は、ちょっと面倒だが、痛みも何もない検査なので、ぜひ年に一度は受診してみよう。

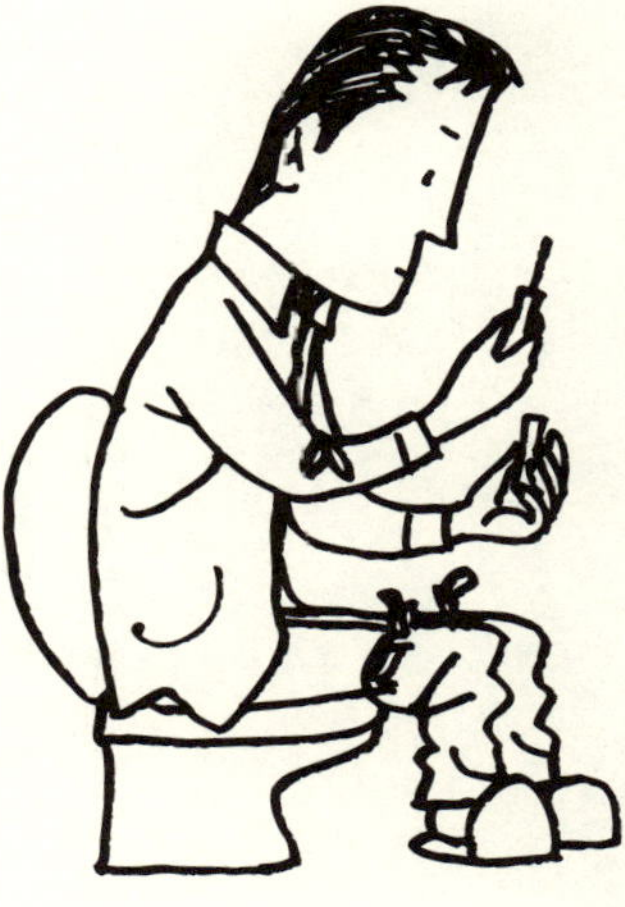

最近の検便は、とても清潔で簡単になっている。検査キットの保存容器のふたを開けて、ふたに付いているスティックで便の表面をこすりつけて、スティックごと容器の中に入れてふたをする。この要領で2日分の便を採取すれば完了する。このとき注意したいのは、いろんな箇所からまんべんなく便を取ること。この検査は、検査嫌いの僕もオススメ。がん検診の効果に厳しい目を向ける欧米でも、この検査は評価されている。

胃カメラや大腸内視鏡検査は、痛くない方法がいいな

胃や大腸に内視鏡を入れて検査する場合は、検査の経験が豊富な医師にやってもらうほうがいい。医師の評判を知りたければ、信頼できる友人知人に聞いてみよう。「胃カメラ　痛くない　医師」などとネットで検索した結果は参考程度にとどめて、情報は鵜呑みにしないこと。

痛いか痛くないかの違いは、医師の技術のほかに「局所麻酔」か「静脈麻酔の鎮静剤」かの違いにある。局所麻酔はのどに麻酔をかけて、胃カメラが細いのどの部分を通過するときの不快感を軽減する。鎮静剤は5～10分程度眠ったか軽くウトウトした状態で検査を終えられるので、苦痛を感じない。

肺がん～最も死亡者が多いがん

肺がんは肺、気管、気管支にできるがんのことで、近年、患者数が増加しており、罹患数は大腸がん、胃がんより少ないが、死亡者数は、「2016年のがん統計予測」によれば、年に約7万7000人と肺がんが一番多く命を落とすリスクが高い。肺がんの大きな原因になるのが喫煙だ。タバコを10年以上吸ってきた人や、喫煙者と一緒に生活するなど、自分ではタバコを吸わなくても長年タバコの煙にさらされてきた人は、肺がん検診を毎年受診しよう。

肺がんは、肺の細胞の中にある遺伝子に傷がつく（変異する）ことで生じる。傷をつける原因はさまざまだが、代表的なものが喫煙と受動喫煙だ。喫煙は自己責任とあきらめられるかもしれないが、受動喫煙は他人のタバコの煙を吸ってがんになってしまうのだから、納得がいかない。

アメリカでは、「ニコチン検査」という喫煙や受動喫煙によって体内に入ったニコチンレベルを尿や唾液から測定する検査が行われ、ニコチンレベルを早めに知ることで受動喫煙による肺がんを予防する効果が高いことが報告されている。タバコを吸わない人でも、1日に1時間以上、タバコの煙に

主な肺がんの種類

肺の入り口である肺門部の太い気管支にできる肺門型肺がんは、初期には胸部レントゲン検査での発見が難しいが、咳、痰、血痰などの症状が現れる。扁平上皮がんの場合が多く、喫煙と関連が深い。肺の奥にできる肺野型肺がんは症状が少ないが早期からエックス線で発見でき、定期検診が有効。

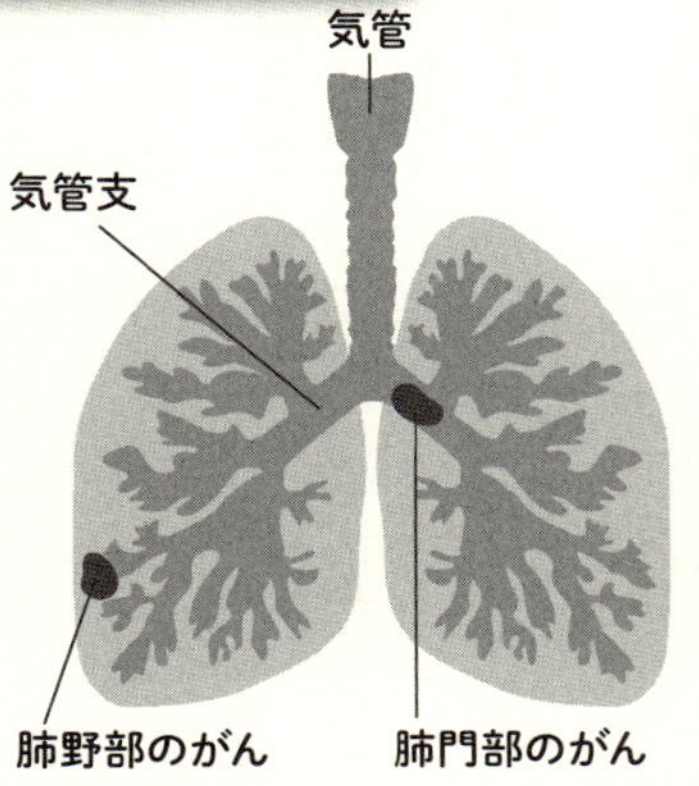

さらされる生活を10年以上続けている場合は、肺がんリスクがあることを忘れずにいてほしい。禁煙もニコチン検査も、一次予防になるのだ。

また、子どもの受動喫煙が、肥満、知能の発達の遅れ、さらには心臓病を発症するリスクを高めてしまうことが研究成果として報告されている。喫煙以外にも、アルミニウムやヒ素、アスベストなどが肺がんの原因になることが知られている。

タバコの煙は大切な人も傷つける

肺がんの主な症状には、咳《せき》、呼吸困難（息切れ、息苦しさ）、体重減少、痰《たん》、血痰（血の混じった痰）、胸の痛みなどがある。しかし、早期の肺がんは症状が出にくく、症状があったとしても「風邪やタバコのせい」だと思って気づかないことが多い。咳などの症状が続く場合には、医療機関を受診するようにしよう。

知人の50代のカメラマンが、長引く咳と痰、息苦しさを訴えて受診してきた。彼はヘビースモーカーだったので、肺がんの可能性があると思い、検査を受けさせた。

結果は陽性で、喫煙者に多い扁平上皮がんといって、皮膚の表面のように角質を作る性質を持ったがんだった。さらに食道や咽頭部にもがんが見つかり、がんを切除する手術を受けた。

手術後、彼の世話をする奥さんに会い、長年受動喫煙をしていた奥さんにも肺がんの検査を受けるように勧めると、友人は、「オレのタバコの煙のせいで、妻まで肺がんになってしまうなんて知らなかった……。手遅れにならないうちに、検査を受けてほしい」と泣きながら奥さんに謝罪し、検査を受けることを懇願した。

幸いなことに奥さんは肺がんではなかったが、咳や息切れが続き、肺活量も低下していた。結果を聞いて安堵した二人は、もちろん禁煙を誓い、退院後は夫婦仲良く太極拳を習いはじめた。

肺がんになってからの検査は辛い

肺がん検査の主なものとして、肺に異常があるかどうかを調べるためのエックス線検査、痰を顕微鏡で調べて、がん細胞が含まれていないかどうかを調べる喀痰《かくたん》細胞診。50歳以上でヘビースモーカーの人は、苦しい検査でないので、喀痰細胞診もやってほしい。

これで異常が見つかった場合、がんの疑いがあるかどうか、ほかの病気ではないかどうかについて、より詳しく調べるための、胸部CT検査を行う。ここでがんが見つかったら、口や鼻から直径5㎜程度の内視鏡を挿入して気管・気管支の状態を観察し、検査のための組織や細胞を採取する気管支鏡検査、エックス線やCTで確認しながら、皮膚を通して病変に細い針を刺し、組織を採取する経皮肺生《けいひはい》検、気管支鏡検査や経皮肺生検で十分な組織

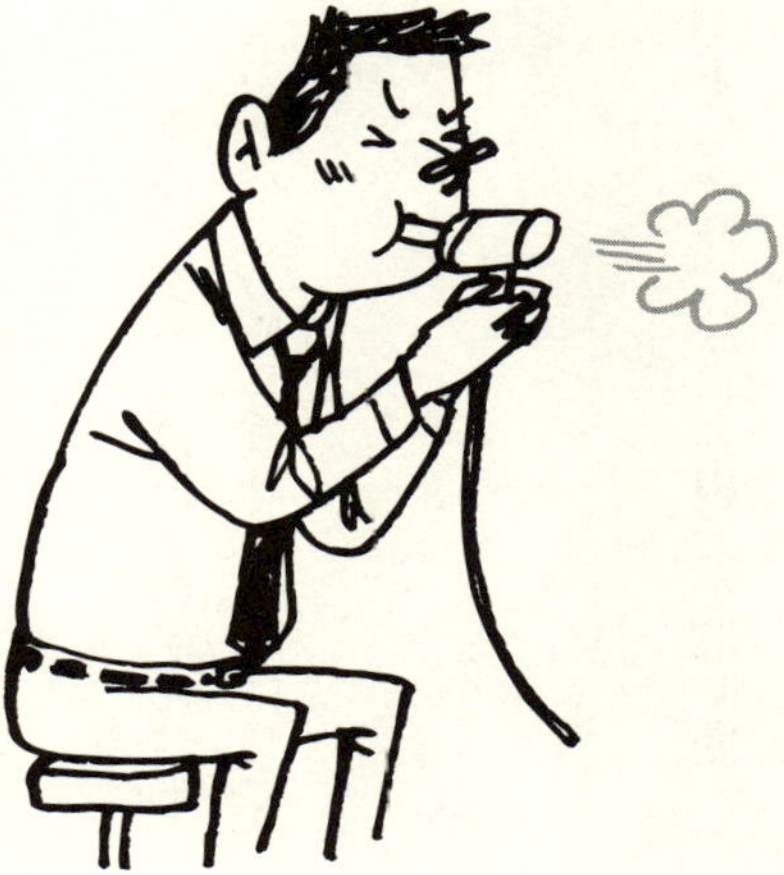

が採取できなかった場合や、胸水が溜まっている場合には胸腔鏡検査が行われる。

肺がんが見つかり、外科手術、放射線治療、抗がん剤治療が始まると、遺伝子検査、レントゲン検査、CT検査、MRI検査、骨シンチグラフィー検査、PETなど、さまざまな検査が必要。検査は嫌いだけど仕方がない。

肺がんで死なないためには、すぐれた検査よりも、禁煙。タバコはほかのがんにも影響する。だから、僕はタバコを吸わないし、他人のタバコの煙も避けるようにしている。

前立腺がん〜患者の8割が高齢者

前立腺は、男性にだけ存在する臓器で膀胱《ぼうこう》のすぐ下にあり、尿道の根元を取り囲んでいる。大きさも形も栗の実に似ており、日本人男性の平均的前立腺の重量は、15〜20gと言われる。

中高年男性に多い前立腺の代表的な病気は、前立腺肥大症と前立腺がん。

前立腺肥大症は、内側の前立腺が大きくなる良性の病気で、腫大《しゅだい》した前立腺が尿道を圧迫・刺激することなどで、「おしっこが出にくい」「トイレの回数が多くなった」「おしっこをしたあとすっきりしない」などの排尿に関する症状が現れるため、発見しやすい。

前立腺がんは近年増加率が非常に激しい。これには人口の高齢化が密接に関係しており、ほかのがんに比べて高齢者に多く発生する。現時点で最も確実な危険因子は遺伝で、親族に前立腺がんの人が多い。その中でも40代までに発症した人がいる場合は、検査を受けることをお勧めする。

急増中の前立腺がんだが、進行は比較的ゆるやかで、早期発見できれば治療できる可能性の高いがんでもある。しかし一部には急激に増殖するケースもあるので、油断しないことだ。死亡者数が増え続けているのは、検査を受ける人がまだまだ少なく、転移してから発見されるケースが多いためだと考えられる。

PSA検査は万能ではない

血液を採取するPSA（前立腺特異抗原）検査は、前立腺がんの疑いがあるかどうかに使うが、治療を行った後、再発なく経過が順調かどうかを判定するときには有用な検査だ。PSAとは、前立腺で特異的に作られるたんぱく質の一種で、健康な人の血液中にも存在する。しかし、前立腺がんになると血液中に流出するPSAが増加するため、がん診断のための検査としても使われる。

欧米では、PSA検査は前立腺がん治療後に、再発の有無を見るのに使われるだけで、検診には使われていない。

日本ではPSAの検査値が高く、超音波や直腸診で前立腺がんの疑いがある場合、超音波を用いた前立腺針生検を行い、前立腺の組織を採取して顕微鏡で観察し、前立腺がんの有無について診断を行う。

針生検でがんと診断された場合には、CTやMRIなどの画像診断でがんの広がりや転移の有無を調べる。骨への転移の有無を調べるために骨シンチグラフィー検査も行われる。

ＰＳＡ検査は、一般的には４・０ng（ナノグラム）／mL以下では、前立腺がんに罹患している可能性は低いと考えられる。一方、４・１〜10ng／mLをグレーゾーンと呼び、この範囲のＰＳＡ値を示す場合、精密検査が必要。ＰＳＡ値が10ng／mLを超えると、がんの確率は高くなると言われている。でも、自転車に乗っても前立腺炎のときでも上昇することがあるので、心配しすぎないことだ。

ただ、ＰＳＡ値が４・０ng／mL以下でもがんが潜んでいることもあり、10・１ng／mL以上でもがんが存在しないこともあるので、ＰＳＡ値の変化や、直腸診を含めた診察や画像検査などを上手に組み合わせながら、泌尿器科専門医に判断してもらうことが重要だ。

前立腺がんを克服した間寛平さん

２００８年に前人未到の世界一周「アースマラソン」に出発した間《はざま》寛平さんは、２０１０年１月のトルコでのメディカルチェック時にＰＳＡ値が異常値を指し、精密検査の結果、触診では見つけにくいお腹に近いところで前立腺がんが発見された。マラソンを中断して世界的な名医による「ＨＤＲ療法」という放射線治療を行い、その年の６月には再びアースマラソンを再スタートさせ、そして２０１１年１月に走破した。

前立腺がんは見つけにくい場所にできることもある。ＰＳＡ検査で異常な数値が出ても、何の自覚症状もない場合が多い。ＰＳＡ値は重視しすぎないようにしながら、上手に使うといいと思う。

乳がん・子宮がん～若い女性も要注意

近年、20代、30代女性の子宮体がん、乳がんが増加している。もともと子宮頸がんは若い女性にも多く発症していたが、子宮体がんと乳がんは40代以降に多いがんだった。

女性特有のがんには、女性ホルモンのエストロゲンが関係している。若い女性の乳がんや子宮体がんが増えているのは、初潮が低年齢化していることや、高齢出産が増えていることが関係していると言われている。

つまり、早いうちから初潮になり、そのまま出産年齢が遅くなったりすることで、エストロゲンの刺激を受け続けるために、女性特有のがんになるリスクが高まってしまったということだ。

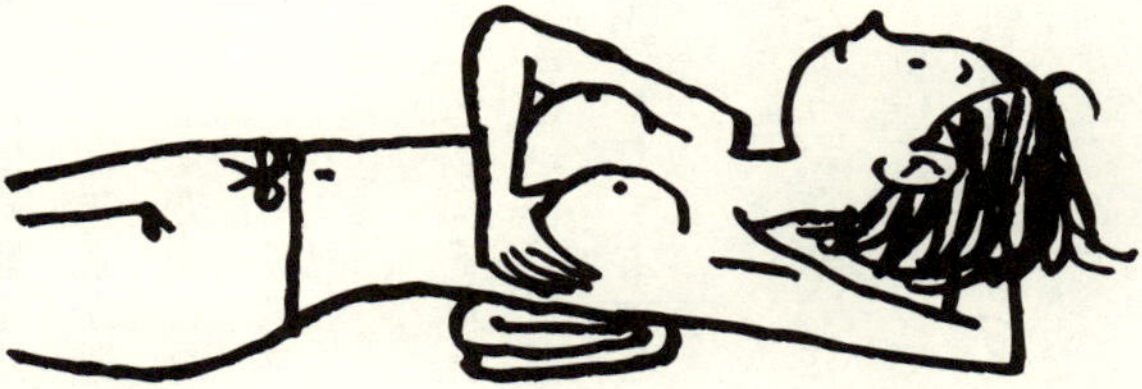

初潮年齢が下がったことについては、食の欧米化によって、動物性たんぱく質をたくさん摂るようになり、栄養が良くなったことが影響しているようだ。出産年齢が遅くなったのは、女性の社会進出が進み、仕事と出産、子育てのタイミングが変化したことに関係がある。このように、食事やライフスタイルの変化が、がんになるリスクにも大きな影響を与えている。

70代の女性患者さんの娘さんが35歳で結婚した。診察のときにお祝いの言葉を伝えると、「それがカマタ先生、結婚して1年になるのですが子どもができないので、産婦人科に行ったら、子宮体がんの疑いがあると言われてしまい、心配なんですよ」と不安そうな顔をした。

その娘さんは、それまで一度も婦人科検診を受けたことがなかったそうだ。幸いにも良性の腫瘍だったので大事に至らずに助かったが、今も不妊治療を続けている。できればこういう状態に陥らないように、なるべく早いうちに一度婦人科検診を受けて、どこかに異常がないかを確認しておくほうがいいだろう。

食生活やライフスタイルなど、一見するとがんの発症に関係なさそうなことが、大きな影響を与えていることをぜひ知ってほしい。それによって以前は必要なかったがん検診も、20代、30代から必要になってきている。

婦人科は、なかなか行きづらいし面倒だとは思うが、勇気を出して、足を運んでみよう。

子宮頸がん検診の受診率が低いのは大問題

「2016年のがん統計予測」（前出）によると、子宮がんの罹患数は約3万例で、死亡者数は6500人。子宮がんには、30～40代に多い子宮の入り口に発生する「子宮頸がん」と、50～60代に多い子宮の奥にある内膜に発生する「子宮体がん」があり、検診の有効性が認められているのは子宮頸がんのみで、子宮体がんは不正出血、排尿障害、下腹部痛などの症状があったときに婦人科を受診して発見するしかない。欧米では子宮頸がん検診の受診率は80％だが、日本は32・7％と低い（2013年）。

僕は2008年に俳優・宍戸錠さんの娘さんでエッセイストの紫《むらさき》しえさんと対談

したことがあった。１９９９年、しえさんは36歳のときに妊娠。それと同時に子宮頸がんであることがわかり、子宮全摘手術を受けたという大変辛い経験をした女性だった。新しい命を授かったという喜びから一転、奈落の底に突き落とされた思いから、がんに負けないで生きることを貫き、現在は子宮頸がん啓発活動を行っている。

子宮頸がんの発生には、「ヒトパピローマウイルス（ＨＰＶ）」の感染が深く関係しているため、20歳以降は隔年で検診を受けることが推奨されている。子宮頸がん検診によって、確実に早期発見できるようになっているのだから、ぜひ、ぜひ20歳以上の女性は検診を受けてほしい。若い女性も受けやすいように、検診のできる女医さんが増えるといい。

検診では、現状の病状、既往歴、家族歴、過去の検診の受診状況等の問診、視診、内診、子宮頸部の細胞を採取して検査を行う子宮頸部細胞診、さらに必要に応じて膣拡大鏡（コルポスコープ）検査が行われる。

ワクチン接種の議論より検診受診率アップを

最近話題になっているのは、子宮頸がん予防ワクチンの接種で、子宮頸がんを予防しようという動きで、一時は集団接種も行われていたが、副反応などの問題が発生して、現在は「積極的な接種勧奨の一時差し控え」となっている。つい最近、子宮頸がんワクチンと副反応の因果関係が不明確だという調査結果が発表されて、ワクチン接種を再開する動きが活発になっている。

僕自身は、痛い予防接種を受けるのが苦手で、職業柄、インフルエンザのワクチンは、いやいやながら接種しているが、子宮頸がんワクチンの安全性はまだ不透明。早期発見が実現できる子宮頸がん検診制度が確立されているので、この検診を受けることを勧める。世界が認める意味のある数少ない検診のひとつだ。

１００％安全なワクチンは作れないが、その病気になったときの大変さと、予防接種を受けたときのリスクをきちんと比べて、自己決定することがだいじである。

マンモとエコーの得意分野

50代の女性Bさんを診察したときのこと。Bさんは一度も乳がん検診を受けたことがないそうで、ご主人や娘さんからも一度検査を受けるようにうるさく言われているとの相談を受けた。

もちろん僕も、「まず一度は検査を受けたほうがいいですよ」とアドバイスすると、Bさんは、「でも毎年検査を受けていた友人から、5年前に乳がんになってから、検査を受けても乳がんになる人はなるし、すごく痛い検査だと聞いて、怖いから受けていません……鎌田先生、本当のところ、どうなのでしょう？　だってタレントの北斗《ほくと》晶《あきら》さんだって毎年検診を受けていたのに見つからなかったじゃないですか……」と真剣に質問された。

Bさんのような患者さんはたくさんいて、乳がん検診について質問を受けることが最近グンと増えた。特に北斗晶さんの乳がん闘病や、歌舞伎俳優・市川海老蔵さんの

乳がんのセルフチェックをしよう

月経開始後7～10日後に行うのがよいとされる

手で触る

乳房全体をくまなくすきまなく触って、しこりがないかチェック。立って触る、寝て触る、どちらも行うのがベスト。最後に乳首をつまんで分泌物がないかも見よう。

●立って触る
腕を上げ、腋の下までしっかり触りしこりがないか確認。

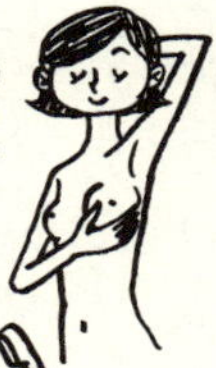

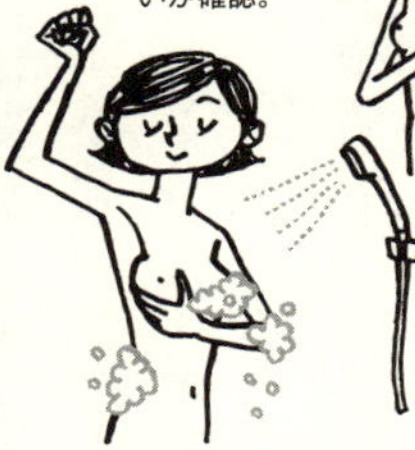

●毎日お風呂でチェック
石けんを泡立てて胸を触るとすべりが良くなりわかりやすい。

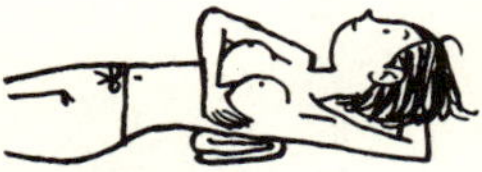

●寝て触る
肩の下に枕やバスタオルを入れると乳房が広がり触りやすくなる。
・放射線状に、
・縦に平行線を引くように、
　また、渦巻き状にも

★触り方のポイント

・4本の指をそろえ、指を滑らせるように触る
・表面だけでなく奥まで触れるようにやや強めに押しながら触る

鏡で見る

いろいろなポーズで下のチェックポイントを確認しよう。前から見たり、横から見たり、見る角度も変えて。

●胸を下げた姿

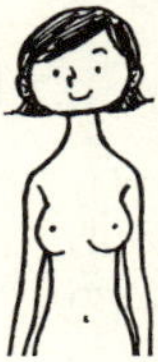

●胸を上げた姿

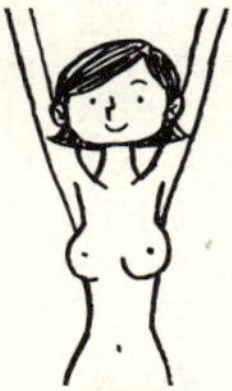

●胸をつきだした姿

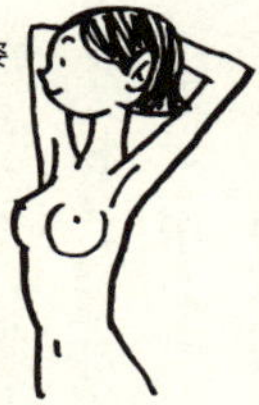

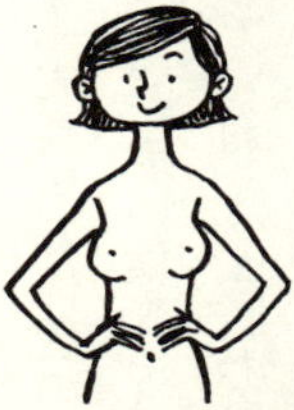

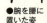

●腕を腰に置いた姿

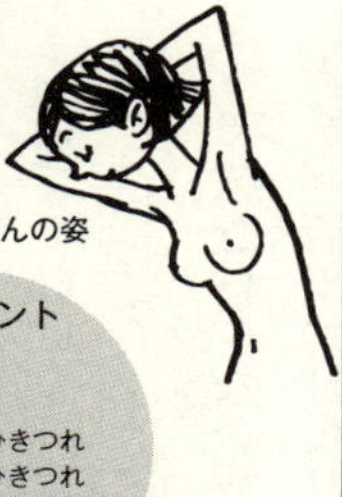

●うつむきかげんの姿

★チェックポイント

□ 乳房の大きさ
□ 乳房の形
□ 皮膚のへこみやひきつれ
□ 乳頭のへこみやひきつれ
□ 左右の乳頭の位置や向きの異常
□ 湿疹やただれ
□ 色の変化

乳がん検診だけで安心せずに、月に一度はセルフチェックを行おう

妻・小林麻央さんのブログが話題になってから、「乳がん検診は受けても意味がない……」と考える女性が増えたような気がする。

しかし後述するように検診しても見逃す場合もあるが、効果もある乳がん検診を受けない手はないと思っている。マンモグラフィーを使った検査は、死亡率を減らすという科学的根拠が出ている。40歳以上になったら2年に一回は受けたほうがいい。

たぶん、北斗晶さんの乳がんは、発生した場所が乳首の裏側など、マンモグラフィー(マンモ)検査や超音波(エコー)検査でも見つけにくいところに巣食ったのかもしれない。また、がんの中には急激に大きく成長する性質のものもあり、半年くらいで大きくなってしまうケースもあるため、年に一度の検査では見つからないこともある。「それじゃあ、検査を受けても意味がないですね!」と言われてしまえばそれまでだが、そのような乳がんは珍しく、ほとんどの乳がんは検査を受けていれば早期に発見される。珍しいケースを取り上げて、「乳がん検診は意味がない」と言うのは考えものだ。

乳がん検診には、マンモ検査とエコー検査がある。マンモ検査は少ない放射線量で安全に乳がんを発見する乳房専用のエックス線検査だ。当然、若干の被曝リスクがある。一方エコー検査は、乳房に超音波を発信して、はね返ってくる反射波（エコー）をコンピュータ処理で画像化して診断する。こちらは放射線を使わないので被曝リスクはない。どの検査もそうだが、マンモ検査とエコー検査にも得意な部分と不得意な部分があるので、整理してみよう。

まずマンモ検査は「石灰化」を発見するのが得意。石灰化とは、体の中に石灰が溜まって沈着することで、関節、血管、脳など体中どこでも石灰化は起こる。乳腺にも石灰化はよく発生し、95％はがんとは関係のない良性の石灰化だ。

しかし、がんが発生してしまったときに、栄養が行き渡らなくなったがん細胞が壊死して石灰化することがあり、それを見つけるのが得意なのがマンモ検査なのだ。マンモ検査は、しこりを作らないがんを早期に発見するのが得意でもある。さらにマンモ検査はエックス線検査の一種なので、画像を撮影して静止画の状態で乳房やその周辺に異常がないかどうかをじっくりとチェックすることができる。

女性がマンモ検査を嫌がる理由は、検査方法にあると僕は思う。マンモ検査は透明な板に乳房を挟んで撮影する。乳房を挟んで薄くのばすときに、強く引っ張られたり、つぶされるような痛みと恐怖感を抱く場合が多いようだ。しかし大切な乳房をがんから守る検査なので、ある程度は我慢する必要があるのではないだろうか。

日本人女性は、マンモ検査で乳がんを見つけにくい傾向がある。詳しく説明すると、日本人女性は乳腺が発達している人が多く、乳腺が多いとマンモ検査の画像が白く写ってしまい、同じように白く写るがんを見つけるのは、「白い雪山で白ウサギを見つけるのと同じように難しい」ということになる。

医学的には乳腺濃度の高い乳房を「デンスブレスト」と呼び、実にアジア人女性の5人に4人が当てはまるという研究報告もある。また、若い女性のほうが乳腺の密度が高く、マンモ検査で異常を見つけにくいことも明らかになっている。

小林麻央さんの場合は、毎年人間ドックを受診していたにもかかわらず、初期の段階では、乳がんが見つからなかったようだ。僕が実際に診察したわけではないので、憶測ではあるが、マンモ検査を受けていたのに、早期発見できなかったとしたら、デンスブレストが考えられる。麻央さんの30代前半という若さと、2人のお子さんを出産した後で、授乳もしていたのであれば、乳腺が発達して、がんを見つけにくい状態だった可能性もある。

毎年乳がん検診を受けているから安心と思わないこと

このようなマンモ検査の欠点を補ってくれるのが、乳腺の濃度に影響されないエコー検査だ。エコー検査であれば、乳腺の密度が高くても、それが邪魔にならずに、しこりやがんが黒く映し出されるからだ。

さらにエコー検査は、小さな腫瘤《しゅりゅう》を見つけるのが得意。腫瘤とは簡単に言えば瘤《こぶ》とか腫れ物のことで、稀にがんの場合がある。上手な臨床検査技師や乳腺外科医であれば、3㎜程度の病変も発見できるが、1㎝の腫瘤でも見つけられないこともあり、技術の差が出やすいのがエコー検査の悩ましいところでもある。というのもエコー検査は、超音波を発信する「プローブ」という機械を乳房の皮膚の表面に当てて手で動かしながらモノクロの動画をチェックする検査なので、プローブを当てる場所が適切でない場合に、うっかり見逃してしまうこともある。

「エコー検査のうまい医者を選ぶ方法は？」と聞かれた場合、僕は「日本乳癌学会の『乳腺専門医』の認定を受けて、エコー検査の経験が豊富な乳腺外科医」と答えている。エコー検査は、マンモ検査のように乳房を検査機械に挟んで薄くのばすという痛い思いをすることはないが、技師の技術力と、医師の洞察力と経験が要求される検査でもある。

乳がんの検査についての結論は、乳腺が発達して密度の高い20～40歳くらいまではエコー検査を年に1回、65歳以上になったらマンモ検査を2～3年に1回、40～65歳までは、個人差があるためにエコー検査とマンモ検査を2～3年に1回受けるのがいいと考えている。ただし、お母さんやおばあちゃんが乳がんになった人は、できれば年に1回は、乳がん検診を受けたほうがいいだろう。

それと並行して、日頃から乳房にしこりなどの異常がないかどうかを触診してチェックすることも、大切だ。乳がんの自己診断の実質的な効果は少ないというデータもあるが、女性が自分の体に意識を向けることはいいことだ。乳がんの腫瘍マーカーCA15-3はがん初期の陽性率は2%程度と感度が低い。腫瘍マーカーをあてにしないことだ。

アンジェリーナ・ジョリーさんの決断と遺伝子

ハリウッド女優のアンジェリーナ・ジョリーさんは、母親が50代で乳がん、祖母は40代で卵巣がんになってしまい、亡くなっていることから、自分も将来的に乳がん、卵巣がんになる確率が高いと判断。そのため2013年に両乳腺、2015年に卵巣を摘出して大きな話題になった。

テレビでは、「あなたもアンジェリーナ・ジョリーさんと同じ決断をする?」などという特集が組まれていたが、彼女の場合は非常に特殊な遺伝子変異を持ち、乳がんと卵巣がんになる確率がきわめて高いことが医学的にもはっきりしているので、レアなケースでの議論を一般化するのはちょっと危険だと僕は感じた。

乳がんや卵巣がんになりやすい遺伝子とは、「ＢＲＣＡ１」と「ＢＲＣＡ２」という遺伝子に変異があるケースのこと。乳がんの５〜10パーセントが遺伝性だと言われている。米国国立がん研究所によると、これら２つの遺伝子のどちらかに変異がある人は、ない人に比べて乳がんになる確率が55〜65％も高く、卵巣がんになる確率が40％も高いという。さらにこの遺伝子変異を持つ場合、年齢が若い段階で悪性度の高いがんになる確率が高いことも指摘され、「遺伝性乳がん・卵巣がん症候群」と言われている。

さらにアンジェリーナ・ジョリーさん自身の乳がんリスクは87％、卵巣がんリスクは50％だと医師から診断されたと発表している。これは実に残酷な診断だと思う。

僕が女性だったら、遺伝子検査を受けたか……。身内の乳がん発生が重なっていれば、検査嫌いの僕でも、受けたと思う。では、摘出手術を受けたか……。87％のリスクと言われれば、手術をしたと思う。ジョリーさんは正しい判断をしたと思う。ただ、ジョリーさんは当時はすでに結婚していて、子どももいた。

もし未婚で子どもがいない20代、30代の女性が、この宣告を受けた場合に、しっかりと受け止めて判断ができるかどうか、想像しただけで気が重くなってしまう。

検査というものは、ときには残酷な結果を突きつけることもある。

乳がんと家族で立ち向かう
市川海老蔵さんと小林麻央さん

2016年6月、市川海老蔵さんは、スポーツ紙の報道を受けて、妻の麻央さんが2014年頃から乳がん治療を行っていることを、記者会見で公表した。

できれば記者会見などしないで済むように、そっとしておいてほしかったのだろう。メディアに発表したことによって、幼い娘や息子たちも少なからず異変に気づいてしまうだろうし、静かに療養を続けさせたい麻央さんの周辺にも、メディアが取材に駆けつけるかもしれない。でも海老蔵さんは実に堂々とマスコミの前で妻の乳がんについて公表し、そっと見守ってほしいと懇願した。

伝統芸能を継承する歌舞伎の名家に生まれ、メディアとの付き合いも上手にこなしていかなければならない宿命ゆえの決断だろうが、その勇気と潔さに感心した。

父親の故・團十郎さんとは、対談をしたことがある。社会貢献をいつも意識している人格者だった。父子ともに、熱い血が流れているんだなあと思った。

記者会見の内容を受けて、マスコミや一般の人々も、「毎年人間ドックを受けて、乳がん検診も受けていたのに、どういうこと？」「意味がないのでは？」などと疑問視する人も多かった。

それを見越していたのだろうか、麻央さんはメディアに向けて「乳がん検診を受けてください」「自分でしっかり触診をしてください」とメッセージを送ってくれた。「検診を受けたのに、何で私が……」と恨み、持って行き場のない怒りを抱え込んでしまって検診への不信感を持っても当然の立場なのに、自分の病状を公表した上で、検診の大切さを訴えて、乳がんに苦しむ女性が少なくなるようにと、メッセージまで送ってくれた麻央さんは、すごいと思う。

最近うれしい研究成果を聞いた。乳がんになっても、家族、配偶者、社会などとの絆を持ち、積極的に社会参加した女性は、社会的に孤立してしまった女性よりも、乳がんの再発率が低く、生存率が高いことが、２０１６年12月の米国がん学会誌『Cancer』で報告されたのだ。

人間は一人では生きられない動物なのだ。だから「生きたい！」と思ったら、人とのつながりをひとつでも多く持とうとすることが大切だ。そういう事実が、科学的に証明されたことは、医者として本当にうれしい。

肝臓がん～原因の90％がウイルス感染

日本人に多い肝臓の病気に「ウイルス性肝炎」がある。肝炎ウイルスに感染して起こる病気だが、２０１６年に日本肝臓学会が発表した「慢性肝炎・肝硬変の診療ガイド」によると、B型とC型に感染している人が３５０万人以上いると推計されている。

「鎌田先生、飲みすぎでもないのに最近肝臓の調子が悪くて、どうしたものでしょう。年ですかね？」と不安そうに相談してきた60代の酒豪の男性がいた。

僕はすかさず、「B型肝炎ウイルスとC型肝炎ウイルスの検査は受けたことがある?」と聞くと、「いいえ、ないですけど……ウイルス感染するような海外旅行もしてないけれど、検査する必要がありますか?」と質問された。

僕は肝炎ウイルス検査を受ける必要性について説明して、その患者さんに検査を受けさせたところ、陽性で肝硬変が進行していたことが判明した。この患者さんのように肝臓がんは過度の飲酒が原因だと信じ切って、肝炎ウイルスの感染について知らない人が多いことを、僕はあらためて気づかされた。

肝臓がんになる人も、肝臓がんで亡くなる人も、近年は減少傾向にある。

腹部の超音波(エコー)検査で調べる主な臓器

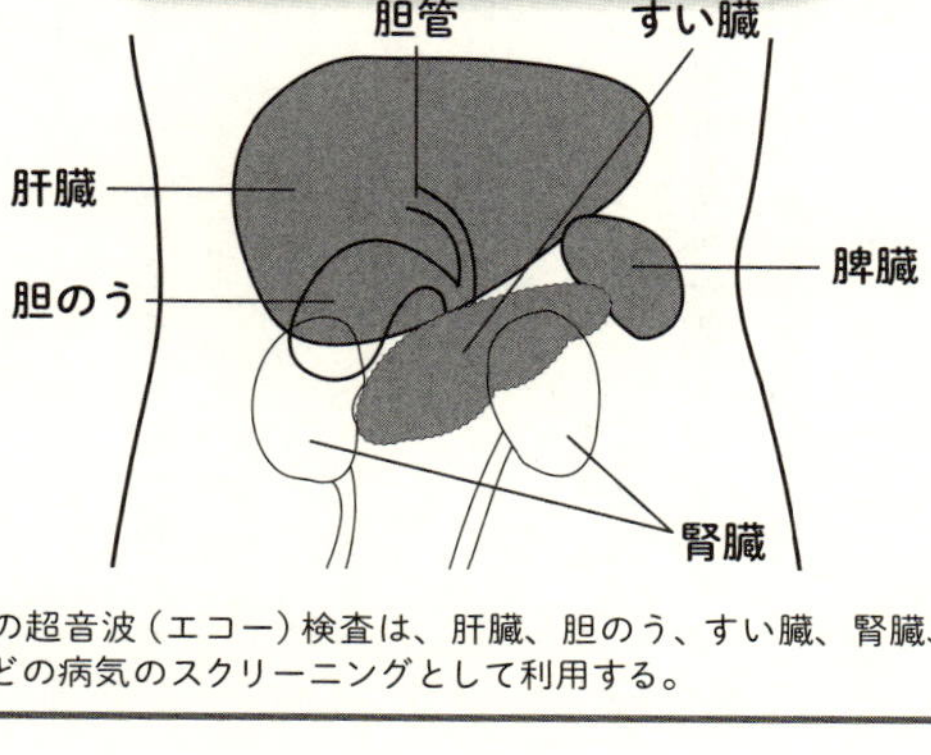

腹部の超音波(エコー)検査は、肝臓、胆のう、すい臓、腎臓、脾《ひ》臓などの病気のスクリーニングとして利用する。

これは肝臓がんの検査法や治療法、特に手術の技術が進歩したことと関係しているが、肝臓がんの原因の約90％が肝炎ウイルス感染であることが判明したことも大きい。肝臓がんの原因の約70％を占めるC型肝炎ウイルス、原因の約20％になるB型肝炎ウイルスへの感染に、数十年間も気づかず過ごすことで、肝硬変から肝がんになることが明らかになった。そのため肝炎ウイルスの感染を引き起こす注射針の使い回しや、不適切な輸血や献血を廃止したことで、新たな感染が少なくなったことも肝臓がんの減少に影響している。

しかしC型肝炎ウイルスに感染している人は日本に150万～200万人、B型肝炎ウイルスに感染している人は130万～150万人いると推計されている。特に60歳以上の日本人は、小さい頃に注射針の使い回しや、鍼灸《しんきゅう》治療の針の不適切な使用、輸血などで知らないうちに感染して、自覚症状がないまま過ごしている可能性がある。

もちろん、肝炎ウイルスに感染しているすべての人が肝硬変や肝臓がんになるわけではないが、簡単な血液検査で感染の有無がわかるのだから、60代以上の人は肝炎ウイルスの検査を一度は受けておくべきだろう。

それより若い世代にとっても、肝臓がんになる危険のひとつを取り除いておくことは、とても重要だ。

肝臓は「沈黙の臓器」と呼ばれ、異常があっても痛みや自覚症状が出にくい。検査も胃カメラのように肝臓の内部をカメラでのぞくことができないから、血液検査、腹部エコー検査を行い、異常があればCT検査、MRI検査、がんの腫瘍マーカーの測定が行われ、場合によっては針生検を行うこともある。ただ、針生検によって、がんが散らばってしまうリスクもあるため、検査を受けるときには十分に主治医の話を聞こう。血液検査の詳細については第6章で触れているので参考にしてほしい。

B型肝炎ウイルス（HBV）の検査は、ウイルス感染を示すHBs抗原・抗体の有無を調べる検査や、B型肝炎ウイルスが増殖している状態を示すHBe抗原、ウイルスを無毒化して排除しようとするHBe抗体の有無を見る。

同じようにC型肝炎もC型肝炎ウイルス（HCV）抗体の有無を調べる。血液検査でALT（GPT）、AST（GOT）が異常値を示すときは、現在C型肝炎ウイルスに感染している可能性があるので、ウイルス検査を受ける必要がある。HCV核酸増幅検査を行い、陰性なら感染したが治っている状態。陽性なら現在もC型肝炎ウイルスに感染している可能性があるので、治療を検討したほうがよい。

肝臓がんは、酒飲みの人やB型、C型肝炎ウイルスに感染した人がなる……と思われがちだが、最近はお酒も飲まない、ウイルス感染もないという人が肝炎↓肝硬変↓肝がんになるケースが見られるようになった。このケースの初期状態が「非アルコール性脂肪肝炎（NASH）」で、国内に約100万〜200万人いると想定される。罹患者のうち、2〜3割が肝硬変や肝がんに進行すると推定されている。これはお酒を飲まないのに脂肪肝になって炎症を起こしている状態。世界三大珍味のフォアグラはガチョウに高脂肪食をたくさん食べさせて脂肪肝を人工的に作るものだが、人間も高脂肪食を食べ続けると脂肪肝になってしまい、それが長く続くと肝臓の細胞が線維化して機能が衰えてしまう。肥満や糖尿病の人、さらには最近、痩せ型でもお腹まわりに脂肪が多い内臓脂肪肥満の人は、脂肪肝に要注意だと指摘されている。脂っこいもの、甘いものが好きで、運動が嫌いな人は肝臓がんに油断しないように！

生活習慣の改善をすると同時に、ちゃんと健診を受けたほうがよいと思う。

すい臓がん〜早期発見が難しい

すい臓がんは検査で最も見つけにくいがんの代表格。２０１６年7月に昭和の大横綱千代の富士（九重親方）が、すい臓がんで亡くなった。61歳という若さだった。現役時代は筋骨隆々のマッチョな肢体と、眼光鋭い精悍《せいかん》な顔立ちから「ウルフ」と呼ばれ、絶対的な強さを誇る横綱だった。

亡くなる1年前、２０１５年5月には、還暦の土俵入りで現役時代を思い出させる姿を見せてくれたが、その後すぐに、すい臓がんが見つかり、手術を受けて、亡くなる直前まで親方としての仕事をこなしていた。

すい臓は胃の裏側つまり背中のほうにあって、細長い洋梨型の長さ約20㎝ほどの臓器で、食物の消化を助けるすい液と、インスリン、グルカゴンという血糖値の調整に必要なホルモンを作っている。

すい臓の中には、すい管という管が張り巡らされており、すい液はここを通って肝臓で作られた胆汁が流れてくる総胆管に合流し、十二指腸に流れ込んで、胃から運ばれた食べ物を分解する。

このすい管にできる「すい管がん」が、すい臓がんの90%を占め、早期では症状がほとんどなく、早期発見が難しいために、見つかったときにはかなり進行していることが多く、また効果を発揮する治療薬も少ない。

すい臓のまわりには、太い血管やリンパ節、神経などがたくさんあって、密接しているため、血液の流れなどで、がんが遠隔転移しやすい。そのため早期に発見できても、別の部位に転移していることがあり、すい臓がんの90%が進行性がんと診断される。たとえ手術したとしても、3年以内に再発する可能性が高く、5年生存率（がんの治療開始から5年後生存している人の割合）は10〜20%と言われる厳しいがんだ。

すい臓がんの症状としてよく紹介される背中や腰、胃腸の痛みなどは、がんがすい臓やすい管を圧迫して、背中に痛みを感じるほど大きくなってしまったために起きるものなので、実は背中の痛みを感じるようになってからでは手遅れになる場合が多い。

九重親方の場合も、がんが見つかって早い段階で手術をしたということから推量すれば、かなり進行した状態で見つかり、手術をしたものの、すでにがんがほかに転移していたのだろうと思われる。亡くなる前には体重が13kgも減り、「しんどい」と漏らしていたそうだ。

すい臓がんの関連遺伝子や新しい検査法に期待

こんな恐ろしいすい臓がんを、何とかして早期に発見できる検査がないのだろうか？　今のところ行われているすい臓がんの検査は、腹部のエコー検査画像をチェックして、異常が見つかれば、CT検査、MRI検査などを行うのが一般的だが、最初に説明したように、すい臓は、胃の裏側にあるため、細かい病変を見つけにくいのだ。

それでも医学研究者たちは、すい臓がんの早期発見という難題に立ち向かい、いくつかの活路を見つけ出している。そのひとつが「マイクロRNA（miRNA）」を用いた診断で、血液中にあるすい臓がんの細胞由来の「マイクロRNA」を新しい腫瘍マーカーとして使い、がんを血液検査でより早期の段階で見つけ出す方法だ。この分野のリーダー、国立がん研究センターの落合《おちや》孝広先生に、話を聞きにいった。

今、行われている腫瘍マーカーの検査は、早期発見やどこにできたがんかを特定できる臓器特異性に弱いが、マイクロRNAは、その弱点を克服できそうだ。検査はイヤだけど、こんな検査はすごく役に立つ。早く実用化されることを期待したい。この研究が進めば、がん検診でよく行われている細胞組織の採取をしなくても、どの臓器にがんがあるかを確認できるようになり、患者の負担が大きく軽減される。

さらに2016年6月、慶應義塾大学と米国カリフォルニア大学サンディエゴ校のグループは、すい臓がんの発生を促す遺伝子を特定したと科学雑誌『Nature』で発表した。この研究成果を用いて、その遺伝子の働きを止めて、すい臓がんの発生や進行を抑制する治療薬の開発が期待される。

このように世界中の医学研究者たちが、すい臓がんの早期発見や新たな治療法について、研究を進めている。

すい臓がんは検査よりも暴飲暴食禁止を

現状の治療法では、すい臓がんが見つかった患者さんのうち、手術で完全に助けられるのは20％程度で、数ミリ程度の小さながん組織をすべて摘出するのは非常に困難なことだ。手術後に抗がん剤治療や放射線治療も行うことがある。しかし、期待はわずかである。

このような現状から考えて、すい臓がんから自分や大切な人を守るためには、検査よりも、日頃の心がけが重要だと思う。

まずタバコをやめること。受動喫煙も良くない。さらに暴飲暴食をしないこと。腹八分目を心がけ、二日酔いになるほどお酒を飲まないようにしよう。

糖尿病や血糖値が高めの人は血糖値が安定するように心がけること。慢性すい炎の人、親族にすい臓がんの病歴を持つ人がいる場合も注意しよう。

食欲が落ちたり、胃腸の働きに異常を感じたり、背中の痛みを感じた場合は病院に行こう。特に背中の痛みを感じたときは、「背中だから整形外科」という思い込みを捨てて、胃腸の病気や心臓の病気かもしれないことを覚えておこう。

「たくさん食べても太らない体質」という人は、その体質を過信して油断しないことがだいじだ。たくさん食べればそれを消化・分解するために、すい臓は休みなく働き続けて、すい液などの消化液を作り続ける。すい臓を休ませるためにも、食べすぎない、飲みすぎないを心がけて生活しよう。メタボになっていないのは、もしかしたら、その分、あなたは自分のすい臓、肝臓を酷使しているのかもしれない。

推測の域を超えないが、もしかしたら九重親方も、千代の富士時代に、もともと細くて華奢《きやしや》な体型だったのを、無理に食べたり飲んだりして強靭な肉体を作り上げたため、すい臓に大きな負担をかけたのかもしれない。

もう一人、歌舞伎役者の坂東三津五郎さんも、59歳の若さで、すい臓がんで亡くなっている。2013年7月の健康診断ですい臓に腫瘍が見つかり、9月に手術を受け、その後復帰して、舞台やテレビにも出演したものの、2014年9月にがんが再発。

2015年2月に亡くなってしまった。

生前の坂東三津五郎さんは、キリリと男らしい二枚目役が似合う歌舞伎役者として若い頃から人気があった。テレビドラマやバラエティ番組にも積極的に出演して、歌舞伎を身近に感じさせてくれた立役者のひとりだ。その分、忙しく、苦労も多かったことだろう。

実は坂東三津五郎さんは、実の祖母をすい臓がんで亡くしていたために、毎年欠かさず、健康診断を受けていた。

坂東さんのケースを考えると、「健診を受けていたから、早期発見でき、手術を受けて約1年間、役者として円熟した魅力を放ちながら仕事ができた」とも言えるし、「健診を受けていても59歳で亡くなってしまうから意味がない」とも言えるだろう。

僕だったら、どうするか。マイクロRNAが腫瘍マーカーとして実用化されるまでは、すい臓がんは気にかけない。生き抜くための役に立たない検査は、あまりしたくない。

検査や健診をどうとらえるか、人それぞれ考え方は異なるし、選択するのは自分なのだ。才能あふれる著名人の早すぎる死のニュースを聞いたときには、ぜひとも「他人事」と決めつけずに、「自分だったらどういう選択をするか」について、立ち止まって、考えるチャンスにしてほしい。

胆のうがん〜転移しやすいがん

Cさんは、60代に入ったばかりの男性で、喉頭がんのキャリアだ。喉頭がんのほうは、8年前に手術して今のところ転移も見られないが、定期健診だけは続けていた。その彼が、微熱と下痢が続き、疲れやすくて何もできない状態に陥った。ジビエ料理を食べたことを原因とする感染症だろうと診断された。投薬治療で、1か月ほどかかったが、症状は改善した。施毛虫症《せんもうちゅう》やエキノコックスという多包虫症やE型肝炎に、稀であるがジビエを食べることでなることがある。

しかし、その病院では経過観察のために、その後も何度かエコー検査を行った。そして、感染症が回復してから半年後に、突然、胆のうがんの疑いが浮上した。

エコー検査は、お腹にゼリー状のものを塗って、スキャニングするようにプローブを滑らせていく検査だ。真冬は、ちょっと冷たいが、痛いことは何もない。ただ、モノクロの画面は、砂嵐みたいで素人が見ても何もわからない。だからこんなことで、何かが発見できるのか……と思ってしまう。しかし、熟達した検査技師は、そのモヤモヤしただけの画像から、異変を見つけ出してくれる。

Cさんの場合、さらにCT検査でも再確認した。がんは胆のうから肝臓にも転移していた。

すぐに、胆のうと、肝臓の一部の摘出手術が行われた。患者本人の希望により、術後の予防措置としての抗がん剤の投与はしなかった。喉頭がんからの転移は考えにくかった。原発性の胆のうがんだろうと思われたが、感染症との関連性はハッキリしていない。

Cさんは感染症で苦しんだが、結果からすると、そのおかげで早期にがんが発見されたとも言える。胆のうや肝臓のがんは、すい臓がんほどではないが、自覚症状が出にくいので、早期発見は難しい。不幸中の幸いだったと言える。

胆のうは小さい臓器なので、近くの臓器に転移しやすい

Cさんが受診したのは東京の病院で、諏訪中央病院ではなかった。ただ、僕は縁あってたまたまCさんの友人から相談を受けていたのだが、「胆のうがんの手術は、技術的には難しくないので、医者選びなんかしている場合ではない。一刻も早く摘出手術をすることが大切だ……。胆のうは摘出しても、生活に支障は出ないからね」と答えたのを覚えている。

言っておくが、Cさんの場合、血液検査では、肝臓の数値に何の異常も見られなかった。がんの手術をする直前でも、AST、ALT、ALP（アルカリフォスファターゼ）などの肝臓の健康状態を見る数値は、正常だったのだ。

Cさんは、それから4年、定期的に、肝臓などのチェックを受けているが、幸い、今のところがんの転移は認められない。

超音波検査でしっかりと画像を診断してもらったおかげで命拾いしたCさんの話は、血液検査の数値よりも、画像検査の重要性を示す印象深いエピソードだ。

検査の「陽性」は、あまり深刻に受け取らない

大阪がん予防検診センター（現・大阪がん循環器病予防センター）の調査によると、1996年から2002年までに「胃エックス線検査」を受けた約43万人の中で、「検査陽性」と診断されたのが約4万人で10％弱いたが、本当にがんが見つかったのは782人で、およそ1・9％にとどまったという。つまり、この検診を受けて「あなたはがんかもしれませんよ」と診断された人のうち1・9％から本当にがんが見つかった……逆に言うと、「あなたはがんかもしれませんよ」と言われた人のうち98％は「がんではなかった」ということになる。

また、「異常なし」と診断された人（約39万人）のうち、57人が1年以内にがんと診断された。だから検査をやっていれば安心……と思わないこともだいじだ。

この調査結果は、ネット上や週刊誌をにぎわして、「これだからがん検診は信用ならない」とか「がん検診なんて無駄！」と決めつけた記事やニュースが飛び交った。

僕も検査が嫌いなので、その気持ちはよくわかるのだが、ひとつだけみんなに言っておきたいのは、胃のエックス線検査で「陽性です」と診断されても、「陽性＝がん」だと深刻に受け取らないことだ。がん検診は、がんかもしれない人を見つける検査なので、検査結果を見て1か所でも、「あやしいな」と思うところがあったら、精密検査を受けるようにアドバイスする。

ところが、検査や健康情報に詳しい患者さんの中には、「鎌田先生、胃がん検診の『感度』は90％と言うじゃないですか！　だから『陽性』と言われたら誰でも自分はがんだと思うのは当たり前でしょう！」と質問する人もいる。

この検査の「感度」というのが実はかなりの曲者で、いくつかの医学会でもまだ検討段階であるにもかかわらず、「新たに開発された検査方法は感度95％の精度！」などと報告され、それをまねて人間ドックやがん検診を受けさせようとするクリニックや病院のホームページや広告などに、「感度90％の最新検査法でチェックできます！」

と書かれていたりするために、一般の人は「すごく精度の高い方法でがんを発見できるのだ」と期待する。そしてその検査で「『陽性』と診断されショックだ！」と思い込んでしまうのだ。

「がん検診の感度」とは、「がんになっている人を見落とさないで陽性だと診断できる確率」のこと。胃がん検診の場合は、胃がんがある人が胃エックス線検査を受けて陽性だと診断され、さらに精密検査で胃内視鏡検査を受けて胃がんと診断される確率のことだ。感度90％は10％のがんを見逃しているということ。それどころか、「異常なし」の検診結果だったのに、すぐに胃がんが見つかることもある。検診はパーフェクトではないのだ。

「がん検診で陽性という結果が出たから自分はがんである」と考えること自体が、がん検診を重く考えすぎているのだ。

確かに、「胃がん検診」の限界はあると思う。しかし、男性50代以上、女性60代以上の人で2年間胃がん検診を受けていない人に重点的に受診勧奨することは、効果が高いと、この調査結果では言っている。完璧ではないけど意味はあるということだ。

がん検診で「陽性でした」と宣告する医者の態度にも問題がある

最初のがん検診で陽性だった場合、それを伝えるときの医師の態度も、難しい。もしも、初対面の人間ドックや検査機関の医師が、暗く深刻な表情で、「残念ですが、陽性です。精密検査を受けてください……」などと伝えれば、患者はみんないのちの危険を感じてしまう。もし日頃から懇意な主治医までも、目を合わせないで下を向いてぼそぼそ言ったりしたら、もっと影響は大きくなるだろう。

でも、医者が明るい口調で、「大した問題ではないと思うのですが、ちょっと気になるので何でもないと確認するためにも、念のため精密検査を受けましょうね」と言ってくれれば、安心して精密検査を受けられるだろう。

つまり、医者側にもがん検診を深刻なものに思わせる原因があるかもしれないということだ。そしてそれによって、がん検診から逃げ出したり、信用しなくなる人が増えてしまうのは、非常に問題だと思う。

医者と患者のコミュニケーションは非常に難しいが、医者側も患者の立場に立って、「どうやって伝えれば、大げさに考えずに精密検査を受けられるだろうか？」と自問自答しながら、自分の対応を考えるべきだ。

腫瘍マーカーだけではがんと診断できない

最近、ちまたにあふれている健康に関する都市伝説のひとつに、「血液検査ですべてのがんがわかる」というのがある。

僕の知り合いで40代の女性のDさんは、卵巣がんの疑いで、いくつかの病院をまわった後に、ついには有名ながんの専門病院を受診したが、そこのドクターは、血液検査以外、何の検査もしないで、「コレで全部わかる」と言ったという。この発言に僕は賛成できない。血液検査は最初に「がんの疑いがあるかどうか調べるスクリーニング」のようなもの。これで疑いがあれば、画像で異変を見つけたり、さらに詳しい細胞診などの検査を行い診断したりして初めて、がんか否かがわかる。血液検査でがんの疑いがあると言われたからといって、深刻に受け止めないように。無駄な不安や恐怖心を持つと、本当に病気になってしまうから注意しよう。

血液検査でがんがわかると断言した医師が言う検査とは、「腫瘍マーカー」のことだろう。腫瘍マーカーとは、体内に腫瘍ができたときに起こる、血液や尿に含まれる酵素やホルモン、たんぱく質の量の変化をチェックしてがんの有無や状態を調べるのに役立つものだ。がんになるとがん細胞が代謝して生じる、健康なときには見られないある種のたんぱく質が現れたり、ホルモンや酵素の数値が急激に増加したりすることがある。これらの物質を測定するのが腫瘍マーカーだ。

最近では研究が進んで、さまざまな新しい腫瘍マーカーが登場している。腫瘍マーカーに反応するものは、200種類以上もあるが、主に用いられるのはそのうちの20種類程度だ。

腫瘍には良性と悪性があり、悪性腫瘍が「がん」と呼ばれる。

腫瘍マーカーは、がんがあるかないかをふるい分ける（スクリーニング）検査に使用されるほかに、がんの治療効果を判定したり、治療後のがんの再発の有無を確認するのにも役立つこともある。

確かに腫瘍マーカーの数値などで、血液を検査しただけで、がんが発見される場合はある。しかし、それはかなりの進行がんの場合が多い。

健康診断や、その後の精密検査では、ほかの症状や数値、画像所見と腫瘍マーカーの数値などを総合的に判断して、がんの有無を診断するほうが賢明だ。

結局Dさんは血液検査で卵巣がんの疑いがあると診断された。おそらく卵巣がんのスクリーニングによく用いられる腫瘍マーカーCA125、CA130、CA602の数値をチェックして、その数値が高かったので卵巣がんの可能性が高いという結果になったのだろう。

Dさんは既婚者だったがまだ子どもがおらず、出産を望んでいたために、大きなショックを受けて僕に相談してきた。

「鎌田先生、腫瘍マーカーを調べて、どうも卵巣がんの疑いがあるらしく、精密検査を受けることになり、ショックです。もう子どもはあきらめたほうがいいのですよね……夫の悲しむ顔を見たくないです」とご本人も悲しそうに話した。

僕はすかさず、「いやいや、腫瘍マーカーだけで、がんと決まったわけではないよ。腫瘍マーカーっていうのは、良性の腫瘍でも数値が上がるし、肝臓、腎臓、肺などの炎症や、高血糖などにも影響を受けるものだから、腫瘍マーカーだけでがんだと診断はできないから、あまり落ち込まないで。PSAという前立腺がんの有名な腫瘍マーカーがあるのだけれど、これなんか、自転車に乗っているだけでも上がる頼りない検査なんだ。こんなので心配しすぎたらダメ」と言って、さらにいろんな検査をしてくれる病院を紹介した。

結果的に、彼女は卵巣のひとつを摘出したが、細胞検査の結果は良性腫瘍で、短期間で回復した。ただ、放置しておけば深刻な病気に変異した可能性もあるので、よかったとも言える。

腫瘍マーカーは、「がんだけに影響される物質ではない」と覚えておこう。「腫瘍マーカー」という名のとおり、良性の腫瘍でも数値は上昇する場合もあるのだ。さらには体の中で発生している炎症や代謝異常、肥満、高血糖、脂質異常症、肝機能や腎機能の低下などでも、腫瘍マーカーの上昇は見られる。決して、がんだけが原因で数値が上昇するわけではないのだ。

しかも、初期のがんでは、腫瘍マーカーに反応が出ないことがほとんどだ。だから、逆に腫瘍マーカーに異常がなくても、「がんではない」とは断言できないし、基準値を超えていても、すぐにがんだとは判断できないのだ。

さらに腫瘍マーカーの基準値は非常に複雑で、測定の方法によっても数値が異なるため、専門的な医学の知識を要する医師にとっても、難しい検査なのだ。

結論から言うと、腫瘍マーカーだけでがんの診断をするのは困難だ。がんを特定するためには、腫瘍マーカー以外の血液検査の結果、エックス線検査の画像やCT検査の画像、血管造影などの画像診断、さらには組織検査（生検）などを組み合わせて総合的に診断する必要がある。

しかし医学は、日々進歩しているので、腫瘍マーカーの精度も、どんどん上がっていくかもしれない。いまのところは、信用しすぎないほうがよいと思う。

この章の冒頭で紹介したように、2人に1人が一生のうち一度はがんになる。がんは珍しくない病気だ。腫瘍マーカーの結果に一喜一憂したり、精度の向上を待っている間に、いつがんになるかもわからないのだ。だから検査に頼るよりも、「がんを近づけない生活」を実践しよう。検査が嫌いで、検査に頼りたくない人のための健康法は、第9章で紹介しているので、参考にしてほしい。

第4章

脳・心臓ドックと脳卒中、認知症

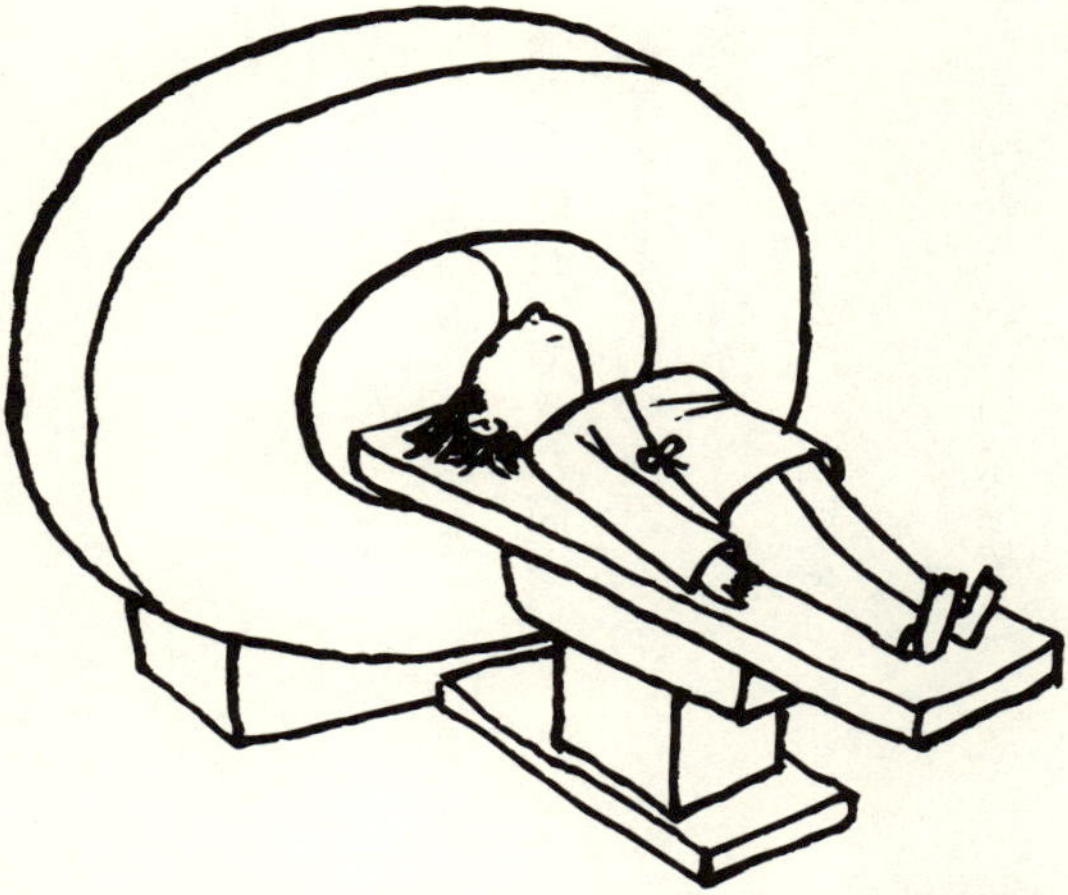

脳ドックは何をする検査なのか？

特に自覚症状はないが、脳の病気が気になる場合に受けるのが脳ドック。脳MRI、脳MRA、頸部MRA、頸部血管超音波検査（頸動脈エコー）、血液検査、尿検査、心電図検査、身長・体重・血圧測定などが主な検査項目だ。強力な磁石でできた筒の中に入り、磁気の力を利用して、脳の状態を調べ、脳腫瘍、脳梗塞など、脳の病気の早期発見をするのが脳MRIで、脳・頸部MRAは血管の状態を調べる検査。クモ膜下出血の原因となる脳動脈瘤の有無や、頸部の動脈の異常を見つける。また、脳梗塞の予備軍である血管の狭窄《きょうさく》も調べる。

頸動脈エコーは、体の外から超音波を当てて頸動脈の中を見る検査。首の動脈を超音波（エコー）で見ることにより、全身の動脈硬化の程度がわかる。脳ドックのすべての検査にかかる時間は1時間半程度で、もちろん不要な検査は省くこともできる。

脳ドックについて興味を持つ患者さんがたくさんいるので、いろいろな質問を受けることが多い。特に最近は30代のアナウンサー大橋未歩《みほ》さん、雑誌で対談をしたこともある50代のタレント麻木久仁子さん、磯野貴理子さんなども脳梗塞を起こしたことがニュースになったので、脳梗塞を予防するための策として、脳ドックが有効なのかどうかを、患者さんからよく質問される。

僕は、脳ドックだけでは、脳梗塞の予防や早期発見には不十分だと考えている。脳梗塞は最終的には脳の血管に異常が発生する病気だから、発症するずっと前に、高血圧、高血糖、脂質異常症、動脈硬化（血管の老化）などたくさんの危険信号が発信されている場合が多く、それを見逃さないことが脳梗塞予防の最もだいじなことだからだ。糖尿病や、心臓病、また肥満や喫煙などの生活習慣も、脳梗塞の下地となる動脈硬化を進行させてしまう。脳ドックを受ければ安心、ではなく、脳ドックを契機に生活習慣を変えなければ、検査を受けた価値は出てこないのだ。

また、「心房細動」という脈数が異常に速く不規則になり、動悸《どうき》やめまいなどの症状が特徴の病気を持っていると、心臓に血栓（血の固まり）ができやすく、それが脳に飛んで脳梗塞を起こす。長嶋茂雄さんの脳梗塞の原因はこれだったと言われている。

発作性心房細動で正常の脈から突然、心房細動になったり、治ったりするときは、さらに血栓を脳の血管に飛ばしやすい状態になっていると言われている。僕は一時、この疾患になった。イラクの難民キャンプに行っている間に症状が出た。その後もストレスが加わると発作が起きたので、抗不整脈剤を飲んで安定させた。今は症状は出にくくなっているが、24時間心電図や心臓超音波検査（心エコー）で観察している。

心臓でできた血の固まりが、首の血管（頸動脈など）を通り抜けて細い脳の血管の中に入り込んで詰まらせて脳梗塞が発生するので、予防するには脳の血管の様子をチェックするのと同じくらい、心臓や首から下の胴体の血管を健康に保つ必要がある。

心臓病についてもっと詳しく調べたい場合は、心臓ドックを受けてみるのもいい。

心臓ドックとは？

厚生労働省発表の「人口動態統計（確定数）の概況」によると、２０１５年の死因別死亡総数のうち、心疾患（高血圧性を除く）は19万6113人。心臓病はがんに次いで、日本人の死因の第2位で、臓器別では心臓が原因で亡くなる人が最も多い。心臓病による死亡者数の内訳は、心不全、急性心筋梗塞、虚血性心疾患、不整脈および伝導障害となっている。

心臓は人が生きている限り、寝ているときもずっと動き続けているが、心臓は高血圧、脂質異常症、肥満、喫煙などの影響を受けやすい。心臓のみならず、心臓に栄養を送る血管の健康状態も重要だ。両方合わせて、循環器と言う。

心臓の状態や心臓のまわりの大きな血管の様子を見るのが心臓ドック。検査項目は、心臓MRI、頸動脈エコー、心エコー、心電図、CT石灰化（カルシウム）スコア、身長・体重・血圧測定など。心臓MRI検査は、磁気の力を借りて心臓の状態を画像化して調べるもの。心臓を動かす筋肉（心筋）の動きの異常や、心臓に栄養を送る冠動脈の形の異常を確認する。心エコーと頸動脈エコーは、超音波でそれぞれの動きの異常を確認する検査。心電図は、心臓の筋肉が全身に血液を循環させるために拡張と収縮を繰り返す際に発生する微弱な電流を波形で記録して、波形の乱れの有無を確認する検査。CT石灰化スコアは、冠動脈の石灰化程度を調べて心臓発作や心臓突然死のリスクを調べる。

頸動脈エコーは手軽で有効な検査

頸動脈エコーは、全身の動脈硬化の程度を表す指標となる有効な検査だ。さらに、脳の中の血管の異常で引き起こされる病気の可能性も評価できる。動脈硬化を起こすと血管壁が厚くなったり硬くなったりするため、その様子をエコー検査で調べることができる。

この検査は、放射線も使わないので被曝しない。仰向けに寝た状態で枕を外し、首の部分にゼリーを塗り、プローブを当てて検査をするだけなので、左右の頸動脈を調べるのに5分程度で終了する。経時的に動脈硬化の進み具合を知ることも可能なので、検査オーダーはなるべく少なくしたいと思っている僕も、この検査は患者さんに勧めている。

首の血管の太さは5～9㎜で、動脈硬化があると血管が詰まったり、狭くなったりする。血管内腔にできた1㎜以上の隆起をプラークと呼び、これが破れると脳梗塞を引き起こすため、頸動脈エコーで、プラークを発見した場合は、大きさや形状、内部の硬さなどを調べる。

CAVI（キャビィ）検査は頼りない

僕が脳梗塞予防のために患者さんに勧めているのが、タバコをやめること、肥満予防、高血圧、脂質異常症、高血糖などの改善だ。そして「血管年齢検査」は、超簡単で頼りなさそうだけど、健診などに経時的に使うと、魅力的だ。

「血管年齢検査」は、「CAVI（キャビィ）検査」とも呼ばれ、心臓から流れ出る血液の拍動（脈波）が、動脈を通じて手首や足首にまで届く速度を調べることで、動脈の硬さがわかる。動脈の壁が厚くなったり硬くなったりすると、動脈のしなやかさが失われて、脈波が伝わる速度が速くなる。ベッドに横になって両手首と両足首に装置をつけて約5分じっとしているだけなので、痛みも面倒なこともなく、検査料も2000～3000円なので手軽。しかも検査結果がわかりやすい。「あなたの血管年齢はおよそ50歳」というように示してくれる。でも、多くの医師は、この検査をあまり評価していない。生活習慣を変えるための目安にするといいと思う。

先日、僕の患者さんでこの検査を受けてきた50歳の男性が血相を変えて、「鎌田先生、検査を受けたらオレの血管年齢72歳だったよ！　どうしよう……」ととても不安そうな顔で相談してきた。

そこで僕は絶好のチャンスだと思い、「Eさん、まず高血圧の薬を処方するからそれをきちんと飲もう。タバコを減らすかやめるように努力することも忘れずに。食事を腹八分目にして、食後に散歩をしよう。それで1か月後にもう一度検査すれば、血管もずいぶん若返るよ！」と伝えた。

もともと肥満気味で高血圧でもあったEさんだが、生活習慣の改善の必要性を僕が説明しても言うことを聞かなかった。さすがに実年齢50歳にして自分の血管年齢が72

歳と診断され、このままではいけない……と反省してくれたようだ。

1か月後に検査を受けたEさんは、「ありがとうございます。鎌田先生の言うとおりにしたら血管年齢が60歳まで若返りました。早く自分の年齢まで血管を若返らせるようにがんばります！」と喜んでいた。

男性の場合は特に、数値で努力の結果がはっきり表れると、それが励みになる。痛みもなく、短時間で終わり、被曝の心配もない料金も安い検査なのに、健康意識を高めてくれるので、上手に使うとおもしろい検査のひとつだ。クリニックの医師で、検査料をとらず、頻繁にこの検査をしながら健康づくりのモチベーションを高めている方がいた。いい利用法だと思った。

結局、脳ドックは不要？

Fさんは、かなりの酒豪の上、塩辛いものが大好きという50代半ばの男性だった。仕事はデスクワークで、自宅も駅に近かったので、そのままだったら、運動不足になりがちの生活だった。でも、それに気がついていたので、意識して、週末はヨットのセーリング、ウイークデーの夜もテニスなど熱心にスポーツをしていたので、まったくメタボの傾向はなかった。性格的にはせっかちで、頭の回転が速く、仕事も日常の雑用もサクサクこなすタイプだった。

Fさんの勤めている会社は、人間ドックを無料で受診できるシステムがあるという恵まれた環境だったので、1年に1回は受診していた。ほんの少し血圧が高めだったが、薬を飲むほどでもないと言われていた。そして2年に一度は、脳ドッグも一緒に受診していた。診療所で2年に一度くらいでよいと言われていたので、そのアドバイスに従っていた。

脳のMRI検査は、ベッドの上に横になっているだけで、正味30分くらいで終わる。じーっと動かないでいなければならないが、ドンドンドドーンと、太鼓のような電磁波の音が鳴っているだけで、痛くも痒くもない。人によっては、その電磁波の音が苦手だという人もいるが、検査中にうたた寝してしまう人もいるくらいで、心地よいまま終わる人も多い。

自覚症状なしに脳の手術を受ける勇気があるか……

しかし自覚症状がない脳の病気を早期に発見するためには、脳ドックは有効かもしれないと考える人が多く、受診者が増加している。人間ドックのオプションとして追加で受けられる施設も多くなった。

脳ドックの悩ましいところは、もし異常が見つかったときに、自覚症状もないのに頭蓋骨を開いて脳の手術を受ける勇気があるかどうかである。そのへんは個人の判断にゆだねるしかないが、僕自身は脳ドックを受けたことがない。つまりもし病気が見つかっても、自覚症状のない状態で、予防的に手術を受ける勇気がないからだ。

画像診断でも見つからないクモ膜下出血もある

Fさんは2年に一度、この脳ドックを受診して、自分の脳の状態をしっかりと検査してもらっていたにもかかわらず、脳の病気になってしまった。

２０１２年のある朝、突然に、Ｆさんは頭が割れるように痛くて起き上がれないという状態になった。気持ちが悪くてもちろん食欲などなく、吐き気まで感じた。昨夜は二日酔いするほどは飲んでいない。風邪とも思えなかった。頭に異常が起きている……と直感した。

Ｆさんが人間ドックを受診している診療所は病院も併設していたので、とりあえずそこに駆け込んだ。診察した医師は、すぐにＭＲＩ画像を撮影し、以前のＦさんの画像を見比べながら診断を下した。

「少なくとも脳には異常はない。特殊な菌が、耳の奥にでも入ったのではないか……」と、抗生物質と風邪のときに飲むような痛み止めが処方された。Ｆさんは、自宅に帰って、とりあえず薬を飲んで安静にすることになった。

このとき、小さなクモ膜下出血だった可能性が高い。少量の出血のときは、ＣＴやＭＲＩに写りにくいこともある。

しかし……共働きの奥さんが、Ｆさんを心配して夕方早めに帰宅したときは、意識不明に陥っていた。救急車が呼ばれ、Ｆさんは近くの救急病院に搬送された。救急病院にもいろいろあるが、Ｆさんが運ばれたのは、救急医療で定評のある大病院だったのが、運が良かった。脳外科医もすぐに対応してくれた。

診断には、かなり時間がかかった。異常が見つからないＣＴ、ＭＲＩの画像に頼らず、奥さんの話と患者の激しい頭痛の症状をもとに診断し、少量のクモ膜下出血が起きているという結論を出した。せっかくその日の朝ＭＲＩ検査まで受けたのに、クモ膜下出血の原因となる動脈瘤を見つけられなかった。

経過観察とＭＲＩよりさらに詳しいＭＲＡ画像による診断の結果、Ｆさんは、脳動脈瘤の破裂によるクモ膜下出血ではなく、もろくなった脳の血管が、まるでストッキングの伝線のようにじわりじわりと血管が裂ける、脳動脈解離によるクモ膜下出血だったようなのだ。そのため、すぐに開頭手術をすると、その刺激で一気に血管が裂けて大量出血をする危険があるので、手術はできないと言われたらしい。

Ｆさんの治療はただ安静にして血管を強くしたり、止血傾向に働くような薬を点滴で投与し続けるだけだと言われて、奥さんは目の前が真っ暗になったというが脳外科医たちの診断は正しいと僕は思った。Fさんは、意識を失ったまま、昏々《こんこん》と眠り続けたが、これはクモ膜下出血後に起きる、血管の攣縮《れんしゅく》による脳虚血だったと思う。3週間近く、Fさんは意識もないまま眠り続けていた。

ついに意識を取り戻したFさんは、記憶がかなり混濁していた。最初は、奥さんの顔もわからないほどだった。

しかし少しずつリハビリを続けるうちに、Fさんは、記憶も戻り、障害も残らなかった。

Fさんのように画像では見つけにくい難しいケースでも、適切な診断と治療で一命をとりとめることができたのは、救命現場で経験を積んだ医師の実力によるものだろう。

Fさんのケースだけを取り上げて、脳ドックは不要だと断言はできないが、脳ドックを受けて異常が見つからなかったからといって、油断をしてはいけない。

脳ドックは、料金のわりには、その効果に疑問が残る。何か異常が発見されても、たとえば脳動脈瘤が見つかっても、自覚症状もないうちに、開頭手術に踏み切れる勇気がある人は少ない。もしも高齢だったり、ほかの病気を持っている場合、予防的な手術をすることが健康寿命を延ばすことにつながるとは限らない。

脳ドックは、本当に難しい。クモ膜下出血をおこした親族がいれば、脳ドックを受けたほうがよいと思っているが、それ以外の人はそれぞれの人生観で決めるしかないのだろう。

認知症予備軍の発見はセルフチェックも役に立つ

認知症とは、さまざまな原因によって、脳の細胞の働きが悪くなったり、破壊されたり、死んでしまい、それによって記憶力、状況・時間・場所・人などの把握力、段取り能力、注意力、言語能力などが低下して、生活に障害が生じる状態。認知症は完治が難しく、進行すると、徘徊、過食、自分の状況もわからなくなってしまう病気だ。

2015年1月の厚生労働省の発表によると、65歳以上の高齢者の認知症患者は2012年時点で約462万人おり、2025年には「65歳以上の3人に1人が認知症とその予備軍」になると推計される。

こうならないためにも、軽度のうちに認知症を見つけて、早めに治療やリハビリをスタートすることが大切。具体的には、軽度認知障害（ＭＣＩ）という、正常な状態と認知症の中間となるグレーゾーンにあたり、「忘れっぽいが、生活上の判断は比較的しっかりできる」という病態。４００万人いると言われている。5年以内に50％のＭＣＩの人が認知症へ進行するというデータもあり、認知症の予備軍と考えられ、早期発見・予防が非常に重要だ。

【認知症の種類】

●アルツハイマー型認知症

脳にアミロイドβやタウたんぱく質が溜まり、神経細胞が壊れて減っていくため、脳全体も萎縮。女性に多い。アポリポたんぱくE遺伝子が発病に関係していることもある。

●脳血管性認知症

脳卒中などで脳の血管が詰まったり切れて、神経細胞に酸素や栄養が届かず死滅することで認知機能が失われる。

●レビー小体型認知症

脳に「レビー小体」という特殊なたんぱく質が溜まり、神経細胞が死滅。男性に多く、幻視や妄想が特徴。脳血流ＳＰＥＣＴ検査で後頭葉の血流低下が見られる。

●前頭側頭型認知症

理性、思考、感情を司る部分に脳の萎縮が起こり、常識外れで反社会的な行動をとるのが特徴。記憶障害は軽度。

軽度認知障害（ＭＣＩ）は「認知症の予備軍」とも言われるが、全般的な認知機能は正常で、日常生活は普通にできるために、本人も周囲も気づきにくい。ＭＣＩの段階で気がついて、治療を始めると30〜40％の人は、健康な同世代の人と変わりない認知機能を取り戻すことができ、認知症の発症を遅らせることも可能だと言われている反面、ＭＣＩを発見できずにいたり、発見したのに何の対策も講じないでいると、５

年間で50％の人が認知症を発症してしまうというデータもある。

また実際に「認知症かな？」と本人や家族が気づき、病院を受診する人の約75％は、すでにMCIの時期を過ぎて、軽度から中等度の認知症を発症してしまっているそうだ。

MCIの兆候を紹介しよう。自分でできる検査、セルフチェックだ。

こういう検査は、とてもだいじだと思っている。


【MCI発見のためのセルフチェック】

＊3つ以上該当すればMCIの可能性あり

- □何度も同じ話をする
- □水道の水が出っぱなし
- □同じ商品を買っていた
- □「あれ」「これ」で話す
- □外出が減った

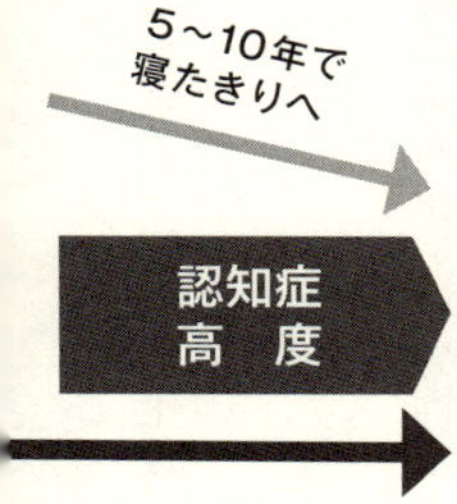

□服装などに無頓着
□趣味が楽しめない
□家電操作にまごつく
□会計時に小銭を使わなくなった
□今日の日付が出てこない

ＭＣＩは、日常生活に支障はないので、見逃しやすい症状だ。僕は68歳だが、自分でもセルフチェックをしてみた。

①水が出っぱなし。……たまにある。
②詩集を持ち歩くのが好きなのだが、あまり有名でない詩人の同じ詩集を3度買ったことがある。

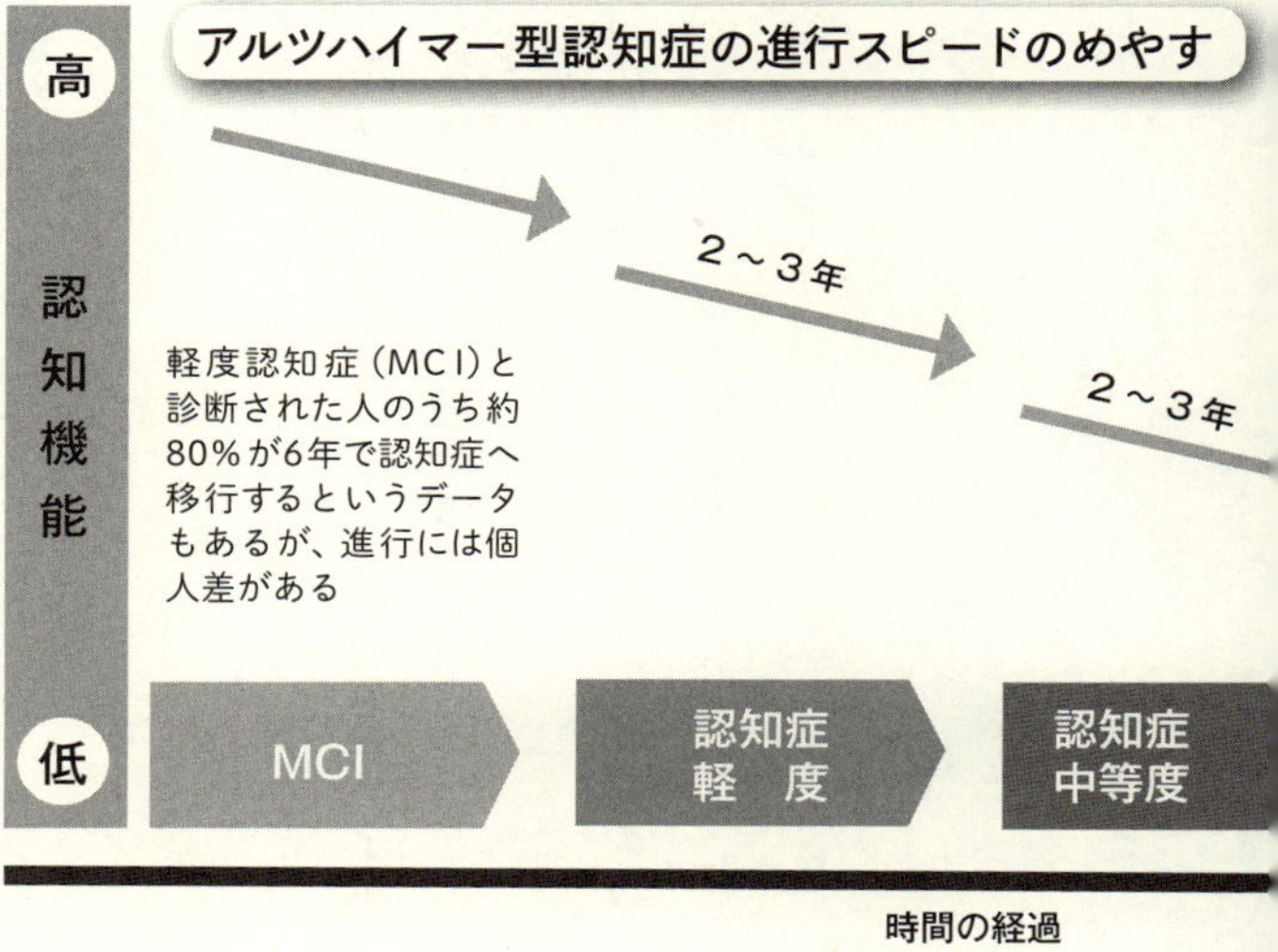

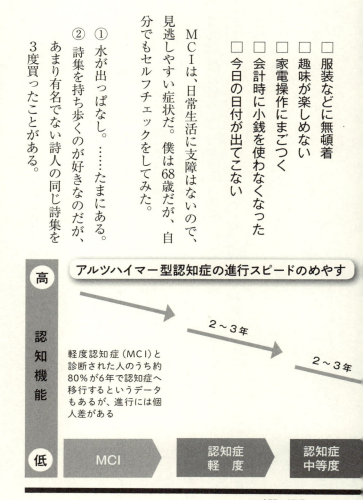

③「あれ」「これ」は多い。特に歌手の名前が出なくなった。
④小銭は使わない。

ＭＣＩの可能性があるので、僕は外出をよくして、本をたくさん読んで、若者と議論して認知症予防を行っている。友人のＧさんは、45歳でＭＣＩ、51歳で若年性アルツハイマーと診断された。61歳の今も、一人暮らしで自由に飛び回っている。体と頭を使えば、認知症は怖くない。

時々チェックしてみよう。そしてもし「おかしいな……」と感じたら、認知症の専門医（「認知症外来」「もの忘れ外来」「メモリークリニック」「老年科」などに多い）を受診して、「ＭＣＩの検査をしてください」とお願いしよう。

第５章

血糖値と糖尿病

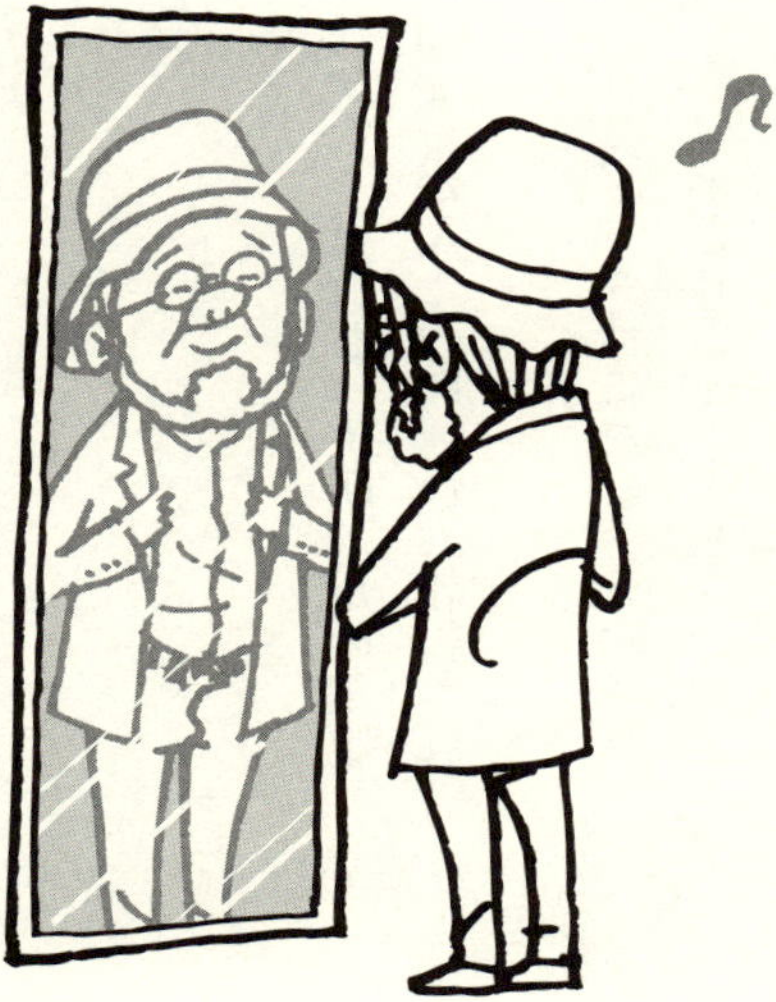

簡単な検査で健康長寿は達成できる

糖尿病は怖い病気だ。何が怖いかというと、自覚症状なく進行し、失明や足の細胞壊死などの合併症を発症するからだ。最近では、認知症やがんとの関連性も報告されている。

私たちが食事から摂った栄養のうち、糖質は分解されてブドウ糖になる。分解されたブドウ糖は血中に入って全身に送られて、すい臓から分泌されるインスリンの働きで、細胞に吸収されて、エネルギーとして全身の細胞の中で使われる。エネルギーとして使われずに余ったブドウ糖も、インスリンの働きで脂肪細胞の中に蓄えられる。

このシステムを糖代謝と呼ぶが、すい臓の機能が落ちてインスリンが作れなかったり、必要な量が分泌されなかったり、インスリンは十分に分泌されても、その働きが悪い場合はブドウ糖が血液の中に混ざったままになる。この状態が続くと、血管が汚れて、体のさまざまな場所に悪影響を与える。これが糖尿病だ。

糖尿病やその予備軍かどうかを早期に発見するのは、血糖値の検査が有効だ。血糖値は、血液中のブドウ糖の濃度を示すもの。1dL中の静脈血漿《けつしょう》に含まれるブドウ糖の重量が、血糖値として算出される。

血糖値は、食事をとった後に上昇し、空腹時に下がるという変動があるため、食事などの要因にあまり影響を受けない、ヘモグロビンAlcという数値も糖尿病の診断によく用いられる数値だ。

ヘモグロビンAlcとは、血液の中に含まれる赤血球のうちのヘモグロビンに結合したブドウ糖のことを示す。一度ヘモグロビンと結合したブドウ糖は、ヘモグロビンが寿命を終えるまで結合したままでいるため、その割合を調べれば、過去1~2か月の血糖値の状態がわかる。血液検査では、ヘモグロビン中に、ヘモグロビンAlcが何%あるかを測定する。

血糖値検査の結果、空腹時血糖値が126mg/dL以上、またはブドウ糖負荷後2時間血糖値が200mg/dL以上、随時血糖値が200mg/dL以上、ヘモグロビンAlc値が6・5%以上で、糖尿病型と診断される。再検査でヘモグロビンAlc値だけが高く、血糖値が正常のときは、「糖尿病の疑い」になる。

空腹時血糖値が110mg／dL未満、およびブドウ糖負荷後2時間血糖値が140mg／dL未満の場合は、正常と診断され、正常と糖尿病の間の数値が境界型、つまり糖尿病予備群と呼ばれる。

一般的な健康診断では、空腹時血糖値の測定を最初に行う。その数値が高い場合には、さらにブドウ糖負荷後2時間血糖値（一定の条件下でブドウ糖を飲み、2時間経過後の血糖値）を測定した上で、糖尿病の可能性について判断されることになる。

空腹時血糖値・ブドウ糖負荷試験の判定区分

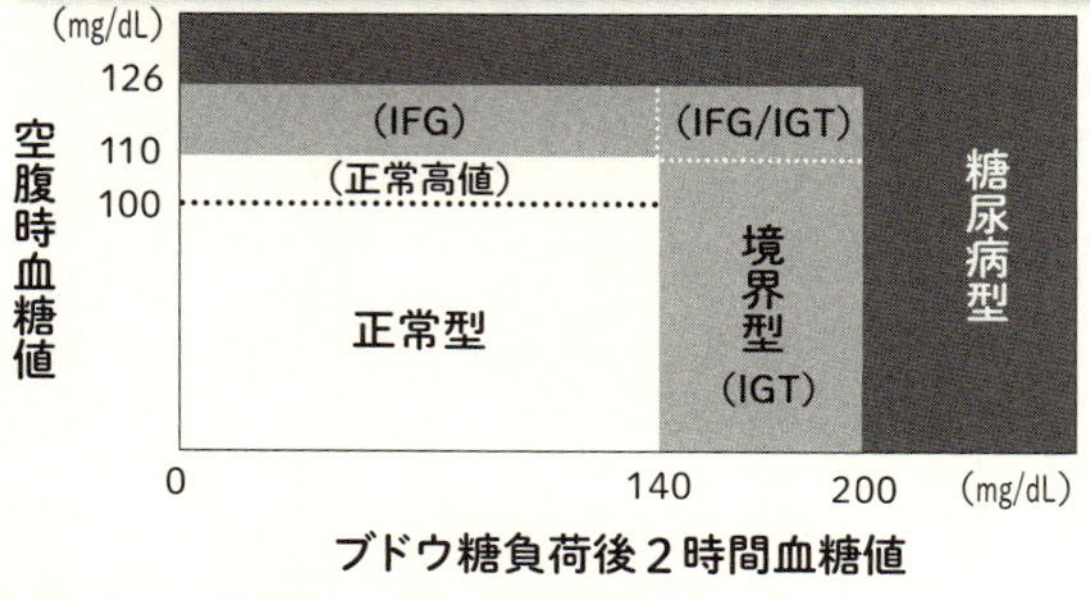

日本糖尿病学会編・著：糖尿病治療ガイド2016-2017, P.23, 文光堂, 2016より改変

「境界型」とは糖尿病とは診断されないが正常型とも言えないタイプ。「正常高値」は空腹時血糖値が100～109mg/dLで正常値ではあるが、糖尿病への進行リスクが高いため、ブドウ糖負荷後2時間血糖値を測定することが推奨される。

糖尿病は、親や兄弟・姉妹に糖尿病の人がいる場合に、同じ遺伝子や体質を受け継いでいる可能性があるので注意が必要だ。さらに、慢性的な食べすぎ、肥満、運動不足、過度の飲酒、加齢によっても糖尿病を引き起こしやすくなってくる。親族に糖尿病の人がいなくても、このような生活習慣を改めずに、長期間続けていると、糖尿病になるリスクが高まるので、注意しよう。

僕の場合、実の父が糖尿病になった後、脳卒中になったらしい。僕を手放したあと、父は再婚した。そのお子さんが糖尿病で透析を受けていると聞いたので、自分もその遺伝子を受け継いでいると、自覚した。そのため、太らないように、炭水化物を食べすぎないように気をつけ、お酒も飲まないようにした。会議が続くとタバコが欲しくなったが、ピタリとやめた。僕はおいしいものを食べるのが好きだから、決して痩せているわけではないが、肥満になって血糖値が上がって糖尿病にならないよう、細心の注意を払っている。旅が多い生活を送っているが、ホテル等のジムに行けるときは、できるだけ汗を流すようにしている。楽しみを、飲むこと食べること以外に見いだした。クリスマスから正月にかけて、3年続けてイラクの難民キャンプを歩いている。

僕がなる可能性の高い糖尿病は僕の生きる武器だ。「食」から気持ちをシフトさせているのだ。尖った鎌田流の好奇心を、40歳の頃から世界へも向けるようにした。

血糖値の検査は、年2回の健康診断ともう2回くらいの年4回行っているが、常日頃、気をつけているかいがあって、標準的な健康な人の数値に収まっている。

自分の弱点を定期的にカバーすることは、健康寿命を守るために重要だ。乳がんや大腸がんの家族歴がある人は、そのがんの検診を受けることは長生きするための条件なのだ。

歯周病と糖尿病の関係

厚生労働省が行った調査によると、30〜64歳の約8割がかかっている「歯周病」は歯周病菌が歯肉などの組織に炎症を起こす病気で、歯周病は糖尿病の三大合併症と言われる腎症・網膜症・神経障害などに次いで第6番目の糖尿病合併症と認識され、相互に悪影響を及ぼし合う。そして歯周病治療を行うことで糖尿病が改善することが明らかになっている。このため、糖尿病が疑われる場合は、歯科検診を受けて、歯周病の有無を確認し、もしあった場合は治療を行うことが望ましい。子どもの頃からなじみ深い歯科検診ではあるが、意外に効果が期待できる。

糖尿病の人は歯科検診を、ぜひやろう。口腔ケアをすると、体全体の炎症がとれて、血糖値が下がったり、動脈硬化の進行が止まる可能性があるのだ。

高齢者は血糖値の下げすぎに注意

厚生労働省の「2012年国民健康・栄養調

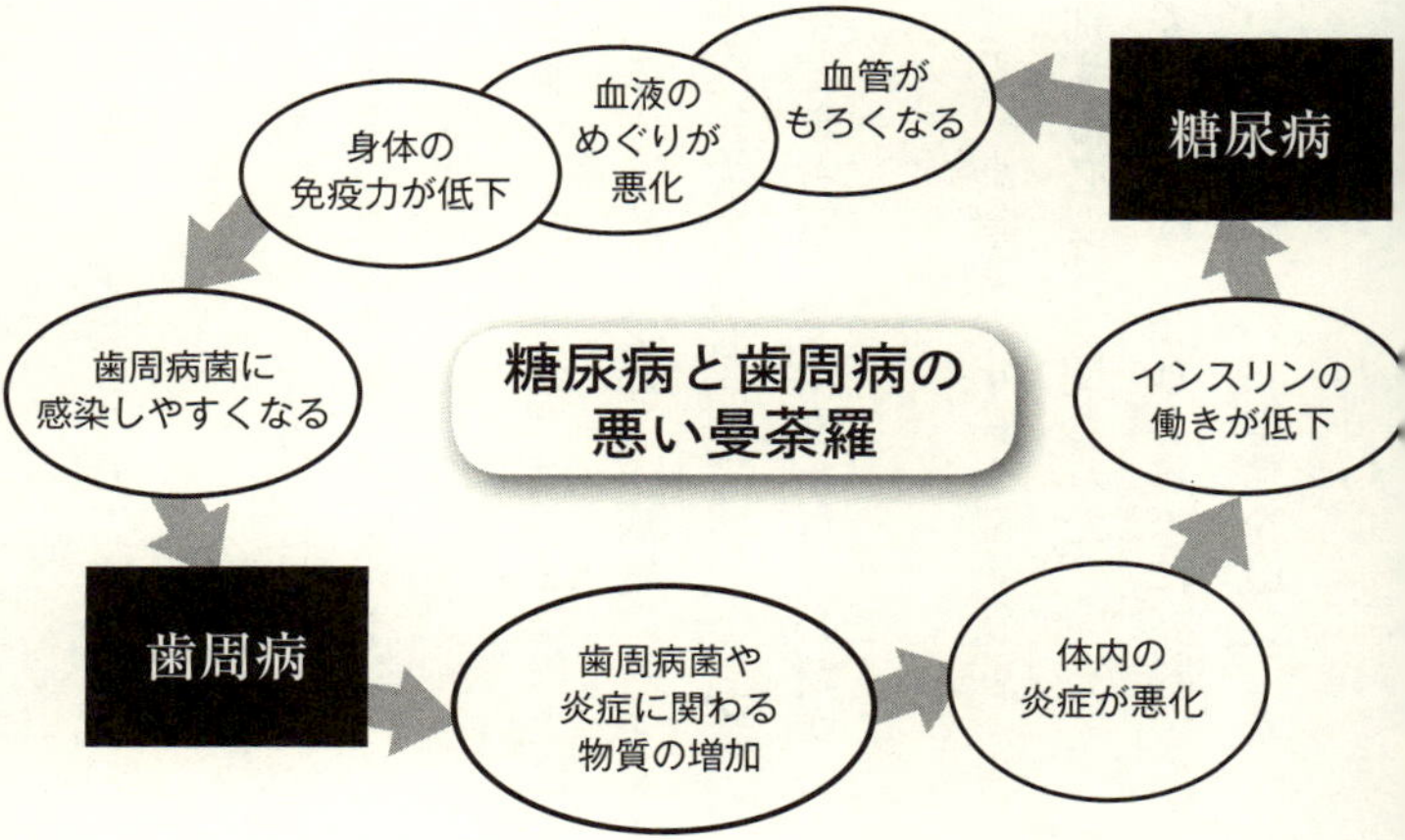

査」によると、日本国内の糖尿病が強く疑われる人の数はおよそ950万人で、その半数が65歳以上の高齢者なのだ。

高齢社会になった今、注目されている医学が「老年病学」や「老年医学」だ。これは主に70歳以上を対象とした医学で、高齢者特有の疾患の原因解明、診断、予防、治療を研究し、高齢者と長寿社会に貢献しようとするものである。

高齢者はひとりでいくつもの病気を抱えることが多く、ある研究では、80歳以上になると平均8種類の病気にかかると言われている。このため、ひとつの病気に対する治療だけを考えるのではなく、さまざまな病気を抱えた状態を横断的に診察しながら、薬の処方だけでなく、栄養、心理状態、生活の質などを考慮して治療を行う必要がある。

このため近年、検査の数値に対する評価についても、高齢者の年齢や健康状態、生活環境などを考慮して、20~60代までの成人と区別する必要性が問われた。

そこで日本糖尿病学会と日本老年医学会の合同委員会では、2016年に高齢者で糖尿病とその予備軍と診断された人に対する血糖コントロールの目標値を改定した。

新しい目標値は、高齢糖尿病患者を3つのカテゴリーに分けている。

●カテゴリーⅠは、認知機能は正常で、基本的ADL（着衣、移動、入浴、トイレの使用など）も手段的ADL（買い物、食事の準備、服薬管理、金銭管理など）も正常にでき、自立していると判定された人で、重症低血糖が危惧される薬などの使用がなければ、血糖値（ヘモグロビンA1c）の目標値は7・0％未満、薬の使用があれば65歳以上75歳未満は7・5％未満、75歳以上であれば8・0％未満。

●カテゴリーⅡは、軽度の認知症があるか、または基本的なADLは自立しているが、手段的ADLは低下している人で、重症低血糖が危惧される薬の使用がなければヘモグロビンA1c値は7・0％未満、薬の使用があれば8・0％未満。

●カテゴリーⅢは、中等度以上の認知症があるか、または基本的ADLの低下、または多くの併存疾患や機能障害がある人。重症低血糖が危惧される薬を飲んでいなければ、ヘモグロビンA1c値は8・0％未満、薬の使用があれば8・5％未満。

このカテゴリー分けは、高齢者糖尿病の血糖値をコントロールする際には、治療薬で血糖値を下げすぎてしまわないように配慮が必要であること、さらに、日常生活の自立度、つまり身の回りの家事ができるかどうか、日常生活を営む上で必要な意思決定や、管理などができるかどうかによって、治療の進め方を変えるべきだという考えを示している。

さらに今回の改定では、認知機能に関する状態を十分考慮に入れて、血糖値の目標値を設定するように指導している。これは、高齢になると、食も細くなり、知らないうちにブドウ糖が不足して、脳に届かなくなり、脳のエネルギーが不足して、認知機能の低下を引き起こさないように配慮したものだ。

認知症の発症・進行予防や生活の質を維持するためにも、高齢者は成人とは違う診断基準を作り、さらに、ひとりひとりの高齢者の状態に合わせて、フレキシブルに血糖コントロールを行おうという考えには、僕も賛成だ。

医者の中には、高齢になったら、自分の年齢の10分の1のヘモグロビンA1c値がちょうどいいと唱える人もいる。つまり、85歳だったら8・5%以下、75歳だったら7・

5％以下ということになる。一概には言えないが、そのくらい甘い血糖コントロールでもいいのではないかと考えている。

特に高齢者の場合は、低血糖によって、めまいや転倒など、ケガにつながることも考えられるし、認知症を進行させてしまう可能性もあるからだ。

無理に血糖値を下げようと薬を飲んだり、食事で糖質制限したりするのはかえって危険だから、主治医と相談しながら、その人にとって一番適切な血糖コントロールのための生活習慣を考えていくのがよいと思う。しかし、これから生きる時間の長い若者や壮年期の人の血糖コントロールは、厳格にする必要がある。検査を上手に使って、年齢に合わせた絶妙なコントロールが必要なのだ。

糖尿病と認知症は関係がある。両方とも簡単な検査で診断できる

アルツハイマー病をはじめとする認知症は、脳の神経細胞が壊れていくことで、記

憶障害、認知障害、行動障害などを引き起こす病気。脳の神経細胞が壊れていくメカニズムに関しては、まず病気や加齢、生活習慣、さらには食後の血糖値が高くなる「食後高血糖」が続くことで、酸化ストレスや炎症、糖を燃やしたときにできる有害物である「終末糖化産物」などが、脳の神経細胞にダメージを与え、最終的には脳神経細胞を破壊してしまうことが挙げられる。さらに老人斑というシミのようなものが脳細胞に発生して、そのシミに含まれるアミロイドβという物質が脳の神経細胞を傷つけて、最終的には破壊してしまうことなどが関係している。

また、脳神経細胞にエネルギーを送る役割を果たすグリア細胞が、脳内のインスリンが不足、もしくはインスリンの働きが低下してしまうインスリン抵抗性が増大することで、血液中の糖を取り込んで、脳神経細胞にエネルギーとして送ることができなくなり、脳神経細胞のさまざまな機能が障害されて、最終的にはエネルギー不足で破壊されてしまうのではないかという報告もある。

糖尿病は全身の血管を汚し、硬く劣化させる。もちろん脳に酸素や栄養を送っているラインの動脈にも悪影響を及ぼして、動脈硬化を促進してしまう。脳の血管が汚れれば、脳梗塞を起こしやすくなり、脳血管性認知症にもなりやすくなる。

糖尿病と診断される前段階、血糖コントロールが不良な状態が続き、血糖値を高いままにしておくと、脳の血管で血流障害が起こり、進行すれば脳の血管が詰まる脳梗塞や、脳の血管が破れる脳出血などで、脳の一部の神経細胞が死滅してしまう。

30代から血糖値、血圧が高めの状態が続き、そのまま40代になると、血液検査で異常と診断されなくても、脳の中では、このような小さな血管の血流障害が発生している人が多い。

特に、脳の細い血管で起こるため、症状が出にくい隠れ脳血栓とも言われる「無症候性脳梗塞」や「無症候性微小脳出血」などは、脳に障害が発生している範囲が小さいため、症状が現れにくく、本人が気づかないうちに病変の数が増えてしまうことがある。

これを脳ドックで見つけるのもひとつの方法だが、もっと基礎的な検査がある。血糖値、血圧、コレステロール値が高めではないかどうかを確認し、次のような自覚症状がないかどうかを時々チェックして、心当たりがあれば、すぐに医師に相談しよう。
血管性認知症は、40歳以降で発症しやすくなるため、次のような症状があるかどう
かをマメにチェックしよう。①〜⑥のどれか1つでも該当したら、医師に相談しよう。

【簡単にできる血管性認知症症状チェック】
①段取りが悪くなり、仕事や家事の効率が下がったような気がする。
②物忘れが増えたが、ヒントがあれば思い出せるし、自分が忘れてしまったことを自覚している。
③動作がゆっくりになったような気がする。または人から指摘される。
④人と話をしなくなったり、言葉がスムーズに出てこなくなったりする。
⑤やる気や活気がなくなった。
⑥急に泣いたり、怒ったり、笑ったりして、感情がコントロールしにくい。

このセルフチェック、MCIの疑いがあった僕だが、1つもチェックが入らなかっ

た。

無症候性脳梗塞や微小脳出血は、40歳以上であれば健康な人でも1～2か所は見られることもある。数が少なければ影響は小さいが、多くなると認知症の症状が現れてくる。糖尿病の人は加齢に伴い数が増えやすく、脳小血管病による認知症になりやすくなる。

「認知症は怖いが糖尿病は怖くない」は間違い

世の中には、認知症を怖がる人は多い。人の記憶や、学ぶ意欲、判断力、対人コミュニケーション力、さらには自立して日常生活を送る能力も破壊する、進行性で致命的な脳機能障害を起こすアルツハイマー病は、怖い病気と思われている。

この恐ろしい認知症を引き起こす原因のひとつに、糖尿病や高血糖があることを知っている人は少ない。なぜなら、糖尿病は自覚症状がないまま、数年～10年くらいかけて恐ろしい合併症を起こしはじめて、やっと気がつく場合が多いからだ。恐ろしい合併症の中に認知症があることも、ぜひ覚えておいてほしい。血糖値が高めだということを、甘く見ないことが大切だ。まず怖いのは認知症でなく、今元気そうに見えるあなたの血糖値なのだ。こういう簡単な検査が命を守ってくれるのだ。

認知症を予防して、脳の病気にならないようにするためには、血糖値のコントロールは必須だ。

「インスリン療法は重症になってから」は誤解

70代前半のHさんは、ヘモグロビンA1c値が12％もあり、空腹時血糖値が４００mg／dL近かった。医師として長い付き合いをしているが、今までは糖尿病の所見はなかった。

患者さんの中には、「インスリン注射を打つのは最後の手段」と誤解している人が多いのだが、最近では、食事療法、運動療法、いくつかの飲み薬を併用しても血糖コントロールが改善せず、ヘモグロビンA1c値が８・５％以上の状態が続くようであれば、注射による治療、つまりインスリン療法を始める必要があると糖尿病学会でも報告されている。

検査データを使って行動変容を起こせ

高血糖状態が続くと「糖毒性」が発生する。これは、高血糖が起こって、すい臓が障害されることで、インスリンの分泌量が低下したり、インスリンの働きが悪くなるインスリン抵抗性が引き起こされ、高血糖がさらなる高血糖を呼び、血糖コントロールがどんどん悪化していく状態を指す。

「糖毒性」が起きて、すい臓が障害されないためにも、インスリン療法ですい臓を休ませて、限りあるすい臓の機能を保持・回復させて、「糖毒性」を解除することが糖尿病を悪化させて合併症を引き起こさないためにも重要なのだ。そのためにも、最近では、糖尿病の症状の軽いうちから、インスリン療法を開始するのが効果的と考えられている。

Hさんは、インスリン療法を開始すると、すぐに血糖値をコントロールできるようになった。食生活の行動変容を起こし、9か月後にはインスリン療法もやめた。経口糖尿病薬も飲んでいない。ヘモグロビンA1c値は、6・0％とグッドコントロールが続いている。Hさんは良い検査データを見て、幸せを実感している。

インスリン療法は、昔のイメージとはずいぶん違っているので、主治医に勧められても、決して「自分は重症患者なのか……」とか、「もう後がない……」などと思わずに、数ある治療薬の中でどれを選んで、どのように使うかについて、しっかりと相談しながら、治療に取り入れよう。

糖尿病への偏見をなくそう！

糖尿病になると、お酒は飲めない、甘いお菓子は食べられない、白いご飯が食べられない……など、ないない尽くしになると考える人も多い。しかし、初期の糖尿病の段階では、食べてはいけないものはない。糖尿病学会の食事に関する指導でも、食べるのを禁じている食品はないのだ。

問題は、食べる量。少量であれば、特に制限されていないので、神経質にならずに、少量ずつ食事を楽しめばいい。

この法則は、何も糖尿病患者さんだけに当てはまるものではない。すべての人が健康に過ごすためには、ひとつのものを食べすぎることはよくない。好きなものを少しずつ、おいしいものを少しずつ、いろいろな種類を食べることで、食のバランスが整っていくのだ。

「糖尿病なのにお酒を飲んでいいんですか？」とか、「血圧高いんだから漬け物に醤油をかけるのやめなさい！」などと、こと細かに指摘されると、やはり人間、いい気分ではない。

大切な人の健康を気遣う気持ちはわかるが、その気持ちをうまく表現して言葉にしないと、病気の人の心を傷つけることになる。

「糖尿病は、贅沢病だし、自分の生活の乱れが原因だから、自業自得。反省して生活を変えなさい！」と糖尿病の人に向かって説教したくなる気持ちもよくわかるが、本人がそう思っていても、できないことだってある。

「血糖値が高くなってきているから、お酒、ちょっと注意して飲んでね」と言われれば、「ああ、そうだなあ。ありがとう」という気持ちになれる。

「漬け物にかける醬油の量、少し減らしてみない？」と言われれば、「ああ、そうしようかな……」という気持ちが芽生えるはずだ。

検査を受けて、悪い結果が出れば、誰でも内心、不安で「何とかしなければ……」と思うもの。そんなときに、「こんな結果が出たのは、あなたの生活が乱れているから」とか「自業自得だ」などと言われては、「誰も助けてくれない」「どうせ自分が悪い」と、どんどん孤立して、周囲の言うことを聞かなくなる可能性が高まる。そうならないためにも、ぜひ温かい目で見守ってあげよう。

第6章

コレステロール値、中性脂肪値、肝機能

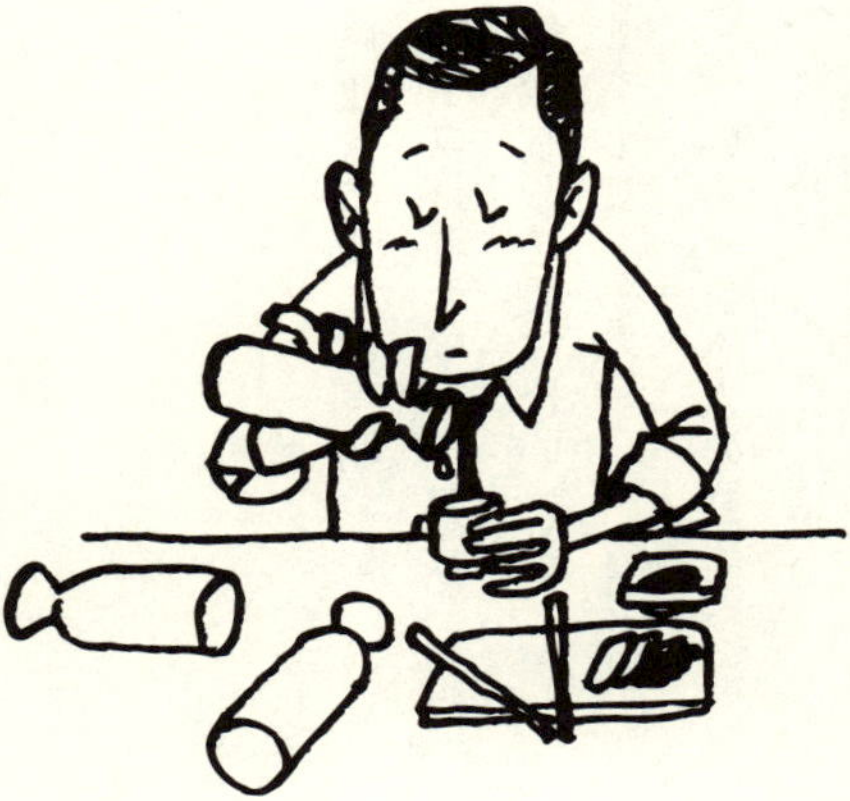

コレステロール値が高くても怖くない？

2015年5月に、日本動脈硬化学会が「コレステロール摂取量に関する声明」を発表した。これは、「コレステロール摂取量を減らしても、血中コレステロールが低下するという根拠となるデータがないので、コレステロール摂取制限を設けない」と米国心臓病学会と米国心臓病協会が、発表したことなどに影響されている。

この動きを受けて、日本でも厚生労働省が5年ごとに改定している「日本人の食事摂取基準」の2015年版でも、コレステロールの目標とすべき摂取量は記載されず、「低めに抑えることが好ましいものと考えられる」という表現になった。

2006年に出版した『ちょい太でだいじょうぶ』（集英社）に、「『ちょいコレ』のすすめ」という章がある。①コレステロールは少し高くても心配なし、②総コレステロール220㎎／dLが上限とされているが、少し高い人のほうが、がんの発生率も低い、③260㎎／dLまでは生活の注意だけで十分、④脳梗塞や心筋梗塞の既往がなければ心配なし……と書いた。10年経って僕が書いているとおりになってきた。ただし、冠動脈疾患がある場合には、悪玉コレステロールが100㎎／dL以下になるように、検査データに注意している。検査なんか嫌いだが、簡単な血液検査は上手に使って、生活習慣を変えることは大切だと思っている。検査データをどう利用するかが重要なのだ。

一方で、食事の欧米化が進み、脂っこい食事を好むようになった現代日本人の、総コレステロール値は年々上昇している。「脂質異常症が疑われる」人は、約2200万人に達している。想像を超える数字だ。さらに進行した「脂質異常症」の患者数も増加傾向にあり、厚生労働省が発表した「平成26年患者調査の概況」では、206万2000人で、約70％が女性だ。

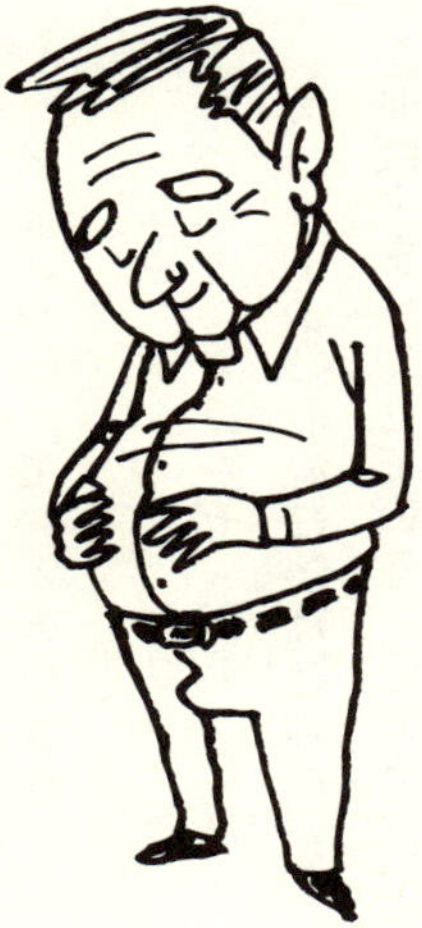

ところで、コレステロールには悪玉（ＬＤＬ）コレステロールと善玉（ＨＤＬ）コレステロールがあることは、知られているが、２つの違いを知っている人は少ないだろう。

実は悪玉と善玉は、まったく同じコレステロールなのだ。ではなぜ、同じコレステロールが、善玉と悪玉に分けられるのか？　コレステロールは血液に溶け込めないため、「リポたんぱく」というカプセルに包まれて血液中を移動している。そのカプセルのうち、体の隅々までコレステロールを運んで血管を汚して、コレステロールを体内に溜め込むのが「悪玉」、体から余分なコレステロールを回収して血液をさらさらにして血管の汚れを防ぐのが「善玉」と区別している。

最近の研究では、悪玉の中でも、特に小型のタイプが多いと動脈硬化を起こして、心筋梗塞や脳卒中のリスクが高くなることがわかってきた。

しかし注意してほしいのは、すべてのＬＤＬが悪玉で、すべてのＨＤＬが善玉だとは一概に言えないことだ。コレステロールは、体内で細胞やホルモンの材料になる重要な役割を担っている。１００歳長寿の人は、コレステロール値が高い人が多いというデータも発表されている。その上、ＬＤＬだって、コレステロールを肝臓から全身の細胞に運ぶ働きをしている。ただ、問題は増えすぎることなのだ。ＬＤＬとＨＤＬの最適なバランスについても諸説あり、「これが正解」という黄金律を決めるのは難しい。

中性脂肪値は動脈硬化のバロメータになる

コレステロールの陰に隠れて存在感の薄い中性脂肪だが、脂質はもちろん、糖質や炭水化物の摂りすぎ、お酒の飲みすぎで中性脂肪値が高くなる。内臓脂肪が増えても、中性脂肪値が高くなる。メタボでお腹ポッコリの人は要注意だ。

中性脂肪値が高いのは、動脈硬化の危険因子になるほか、脂肪肝やすい臓機能が異常の可能性も考えられる。では中性脂肪値は低いほうが安心かというとそうでもなく、低すぎるのは栄養状態の悪化、貧血、甲状腺機能の異常、肝臓病などが疑われる。

中性脂肪の適正な値は、コレステロール値、血糖値、血圧、ＢＭＩやほかの持病との関係で異なるが、大まかには150㎎／dL未満が目標だ。

中性脂肪が血液中で増えると、脂質代謝に異常が出やすくなり、それによってＨＤＬ（善玉）コレステロールが減少し、ＬＤＬ（悪玉）コレステロールが増加する。お腹まわりの内臓脂肪の増加も中性脂肪を増やす原因となり、この影響で「アディポネクチン」という中性脂肪を減らす働きを持つ超善玉物質が減り、中性脂肪をさらに増やしてしまう。

さらにこのアディポネクチンが減ると、ＬＤＬコレステロールが小型化して「超悪玉コレステロール」に変化し、血管の内壁に入り込んで酸化し、動脈硬化を悪化させる。動脈硬化が進行すると最終的に脳梗塞や脳出血、心筋梗塞といったいのちに関わる病気を引き起こす。

中性脂肪やコレステロールのメカニズムや検査データを理解するのは、医者でも難しい。簡単に説明すると、食べた分は動いて使い切らないと、余分な脂肪は体の中にどんどん溜まってしまう。腹いっぱい食べたければ動き、動きたくなかったら腹八分目にする……そんな習慣を身につけてしまえば、コレステロールや中性脂肪のデータがわかりにくい、難しいなどと文句を言わなくて済むのだ。

血液ドロドロ、血管ボロボロの原因

脂質異常症は、簡単に説明すると、血液の中の脂質であるコレステロールと中性脂肪が増えすぎて、血液がドロドロ、さらに血管がボロボロになって、心臓や脳の重大な病気を引き起こしかねない状態。

２０１２年に日本動脈硬化学会が作成した脂質異常症の診断基準は次ページのとおりで、悪玉のＬＤＬコレステロール値が高いタイプ、善玉のＨＤＬコレステロール値が低いタイプと、中性脂肪値（トリグリセリド）が高いタイプがある。

食の欧米化や運動不足によって、脂質異常症の患者は増え続けている。また加齢によっても脂質異常症のリスクが高まっていく。

脂質異常症の原因は、食べすぎ、お酒の飲みすぎ、運動不足、肥満、喫煙、ストレスのほかに、「家族性高コレステロール血症」という遺伝的な要因で、ＬＤＬコレステロール値が高く、動脈硬化になりやすいこともある。両親や祖父母などに男性50代以下、女性60代以下で心筋梗塞を発症した人がいる場合、遺伝が関係していることもある。

　コレステロール値が高い、中性脂肪値が高いという検査結果をもらうと、みんなすぐに、「脂っこい食事ばかり食べていたからだ……」とか、「卵が大好きでよく食べていたから……」とか、「揚げ物を控えて、低脂肪食品にしよう」とか考えがちだ。

　確かに食事が重要なカギを握ることは間違いないのだが、油や卵だけ

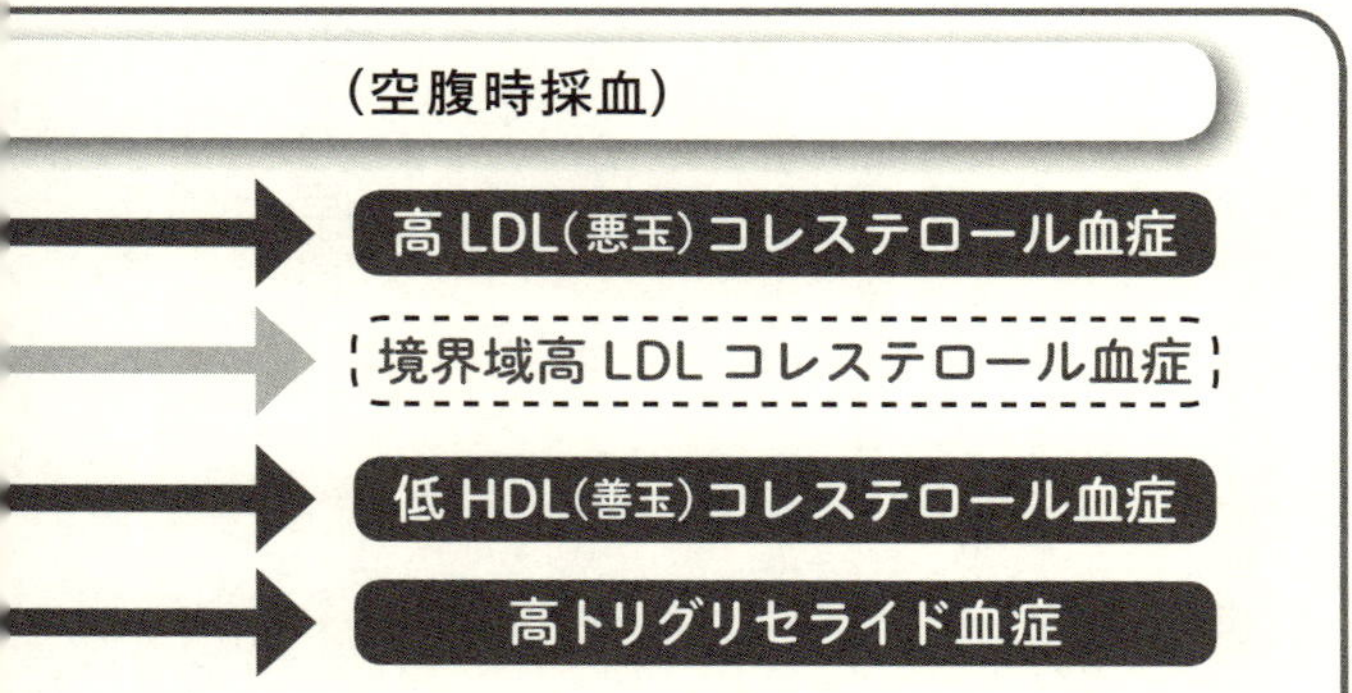

・10-12 時間以上の絶食を「空腹時」とする。ただし、水やお茶などカロリーのない水分の摂取は 可とする。
・スクリーニングで境界域高 LDL コレステロール血症を示した場合は、高リスク病態がないか検討し、治療の必要性を考慮する。

「動脈硬化性疾患予防のための脂質異常症治療ガイド 2013年版」（日本動脈硬化学会）より

を悪者にするのは間違いだ。特に中性脂肪の数値が高い、高中性脂肪症の場合は、食事で脂肪を摂らなければいいと考えがちだが、それだけではない。砂糖やアルコールを多く摂ると、それが体内で中性脂肪に変えられるため、脂肪よりもまずは、お酒の飲みすぎ、甘いジュースや甘いお菓子などの食べすぎに注意しよう。

体内のコレステロールの量は、食事の中に含まれるコレステロールの量で決まるわけではない。コレステロールのうち、食べ物から摂り入れ

脂質異常症の診断基準

LDL（悪玉）コレステロール値：140mg/dL

120～139mg/dL

HDL（善玉）コレステロール値：40mg/dL 未満

トリグリセライド値：150mg/dL 以上

・LDLコレステロールはFriedewaldの式（TC−HDL-C−TG/5）で計算する（TGが400mg/dL未満の場合）。
・TGが400mg/d以上や食後採血の場合にはnon HDL-C（TC−HDL-C）を使用し、その基準はLDL-C＋30mg/ dlとする。

られるのは、全体のたった20％程度で、約80％は、体内で脂肪や糖質から合成されている。ただし、これも人によってまちまちで、糖質から合成する量が多い人や、少ない人がいて、個人差がある。これが検査数値の分析を難しくしている要因なのだ。

ＬＤＬの数値が高い、高ＬＤＬコレステロール血症の場合は、低脂肪や脂抜き、コレステロールを多く含む食材（レバー、卵など）を控えるよりも、食べすぎ、つまりカロリーの摂りすぎに注意しよう。卵やレバーには、コレステロール以外の重要なビタミンも含まれていて、筋肉や骨を作る良質のたんぱく質が豊富だから、抜いてしまわないで人並みに食べていいだろう。それよりも、食べすぎ、飲みすぎている分をカットして、全体のカロリーを落とすように心がけよう。

コレステロール値よりも重視したいこと

前述のとおり、１００歳長寿の人はコレステロール値が高めという調査結果がある。よく調べてみると、１００歳長寿の人のＬＤＬコレステロール値は、１２０〜１４０

mg／dLの人が最も多く、１００mg／dL未満も少なく、１６０mg／dLを超える人はいなかった。概ね、現在の診断基準（１４０mg／dL未満）が正しいと言えそうで、ＬＤＬコレステロール値は高すぎても低すぎても長生きしない。

茨城県で実施した40～79歳の男女10万人を追跡調査した結果によると、総コレステロール値が低いほど、全死亡率、特にがんの死亡率が高く、２４０mg／dL以上で全死亡率が最も低かったことが明らかになっている。

２０１０年に日本脂質栄養学会が発表した「長寿のためのコレステロールガイドライン」によると、17万人という膨大な観察データから、死亡率と総コレステロールの相関関係を検討した結果、総コレステロールの値が１６０mg／dL以上２００mg／dL未満の人と、１６０mg／dL未満の人を比較すると、総コレステロール値が低い１６０mg／dL未満の人のほうが、男性死亡率で１・６倍、女性で１・４倍も高くなっていたのだ。

これらの結果に関しては、総コレステロール値の分析調査のために、悪玉と善玉の比率などが不明なため、はっきりしたことは言えないが、ＨＤＬ40mg／dLと、ＬＤＬ

200㎎／dLを合計すると240㎎／dLになるため、総コレステロール値は、多少高めであっても、深刻に受け止めてすぐに薬を飲むなどの治療を始めないほうがいいのではないかと思う。

いずれにしても、総コレステロール値の評価に関しては、混沌《こんとん》として賛否両論が展開されている。検査で総コレステロール値が高めだと言われ、治療薬を勧められたら、血圧や血糖値、ＢＭＩなども評価に入れながら、本当に治療薬が必要なのかどうかを主治医に確認してみよう。

コレステロール値よりも、まず確認してほしいのは、親族の中に心臓病や脳卒中になった人がいるかどうかを確認すること。親族の病歴は宝だ。①肥満、②内臓脂肪が多い、③高血圧と高血糖、④高脂血症は、「死の四重奏」と言われている。タバコを吸っていれば、「死の五重奏」になる。

高額なＭＲＡや血管造影をしなくても、採血と血圧測定など簡単で安い検査の組み合わせと問診で、意義のある検査になるのだ。

まず遺伝的にコレステロール値が高い人の場合、動脈硬化が進みやすく、心臓病や脳卒中になりやすいので、早めに予防をする必要がある。

さらに、内臓脂肪過多、高血圧、高血糖、高中性脂肪の人は、悪玉コレステロールの中でも、「超悪玉」が多く、心筋梗塞などを起こしやすいということが、わかってきた。超悪玉コレステロールは、LDLコレステロールが小型化して、血管の中に侵入して、血管の汚れや炎症を起こして、動脈硬化を進行させやすいのだ。さらに、小型であるがゆえに、肝臓に吸収されにくく、長い時間血液中に留まってしまい、その間に酸化して変性した「酸化LDL」となり、血管を傷つける。

心当たりのある人や気になる人は、超悪玉LDLコレステロールの数値を測定する血液検査が、保険適用で受けられるので、脂質異常症の専門医に相談してみよう。

腹八分目なら、何を食べてもOK

食生活は、コレステロール値をコントロールするのには大切なポイントだが、コレステロールを多く含む卵、レバー、うなぎ、いくら、たらこなどの食品を禁食にする必要はなく、あくまでも食べすぎないことが重要。無理に「あれもこれも食べてはいけない」と思うと、フラストレーションが溜まってしまう。それにコレステロール以外にも、これらの食品には、たくさんの栄養が含まれているので、食べすぎずに味のバリエーションを楽しもう。

ビタミンCやビタミンEなどのビタミンは、悪玉コレステロールの酸化を防いでくれる抗酸化物質でもある。特に悪玉が酸化すると、直接的に血管を傷つけて、動脈硬化を悪化させてしまうので、これらのビタミンを豊富に含む、ニンジン、カボチャ、トマト、ピーマンなどの色鮮やかな野菜をたくさん食べよう。野菜には、ビタミンのほかにも食物繊維が豊富で、余分な脂肪やコレステロールを排出しやすくする効果がある。ほかにも海藻類やキノコ類、玄米などの未精製の穀類も、野菜以上に食物繊維が豊富で、コレステロールの排出を促す。これらの食品は、かさがあって食べごたえもある割には、カロリーが低いため、早く満腹感を感じやすいので、カロリーを抑えるためにも有効だ。

食べる油の種類も大切で、バター、マーガリン、ラードなどの飽和脂肪酸よりも、青魚の油、オリーブオイル、亜麻仁オイル、アーモンドオイルなどの不飽和脂肪酸を積極的に摂るようにしよう。不飽和脂肪酸は、固まりにくく、血液をサラサラにする働きがあるため、動脈硬化の予防にもつながる。ただし、カロリーが高いので、あくまでも摂りすぎには注意が必要だ。

さらに毎日30分以上のウォーキングや自転車こぎなどの有酸素運動を行おう。有酸素運動を毎日行うことで、善玉コレステロールの量が増えることも報告されている。

中性脂肪を減らすには、とにかく、腹八分目を心がけ、食べすぎないこと。食べすぎを防ぐには、よく嚙んで食べること。よく嚙んで食べると、食べることの満足感があるので、食べすぎを防ぐことができる。ひとりで黙々と食べるよりも、仲間と話しながら楽しく食べるほうが、おいしく量も少なく済ますことができる。最近の研究では、ひとりでテレビやスマホ、パソコンなどを見ながら食べると、食欲が満たされずに、食べすぎてしまうことも明らかになっている。「もう、あなたは十分な量、食べましたよ」という満腹信号が、脳から発せられるには、ある程度時間が必要なので、よく噛まずに、味わわずに食べていると、どんどん量が増えてしまうことになる。

お酒の量を減らすことは、中性脂肪値を下げる近道だ。また、甘いジュースやお菓子など、糖を多く含む食べ物も、中性脂肪を増やす原因になる。

中性脂肪を減らすためには、こまめに体を動かすこと。1日10～15分程度の運動でもいいので、早歩き、ジョギング、自転車こぎ、水泳などを、1日2～3回、週に4日以上は行うように心がけよう。

肝機能検査は「沈黙の臓器」からの危険信号

肝臓は横隔膜の下、胃の隣にあり、1kg程度もある大きな臓器で、肝臓の中は細胞、血液、血管で満たされ、体内の血液の4分の1が集まっている。糖・たんぱく質・脂肪を体内で使える形に変えて貯蔵し、必要なときにエネルギーのもととして供給するほか、アルコールや薬、老廃物などの有害な物質を分解して無毒化する。さらに脂肪の消化吸収を助ける胆汁を精製・分泌する。

肝機能を調べる血液検査で最もよく使われているのがALT（GPT）、AST（GOT）、γ-GTPで、この数値で一喜一憂している人を多く見かける。しかしこの3つだけでは、肝臓の異常を判断することはできない。なぜならこれらの検査項目は肝臓以外の臓器の異常でも高い値を示すからだ。ALP、総ビリルビン、総たんぱく、アルブミン、血小板、LDHなどの数値を総合的に評価する必要がある。さらにはB型肝炎、C型肝炎の検査まで必要になる。各検査項目の意味と疑われる病気について紹介しよう。

【AST（GOT）とALT（GPT）】

AST（GOT）とALT（GPT）は、肝臓の細胞が壊れると血液中に出てくる酵素で、肝臓に何らかの異常が生じているときに高い値になる。AST値よりもALT値が高い場合は慢性肝炎。ALT値よりもAST値が高い場合は肝硬変、肝がんのことを僕は少しだけ頭に置いている。ASTだけが高い場合は、心筋梗塞や筋肉の炎症など、筋肉の異常を疑う。

【γ-GTP】

お酒を毎日たくさん飲む人はγ-GTP値が高くなる。しかし最近になってお酒を飲まない人でも高値になるケースが多く見られ、この場合は、非アルコール性脂肪肝炎（NASH）の疑いが生じる。胆石や胆道がん、すい頭部がんなど胆汁の流れに異常があるときにも、高い値になる。

【ALP】

肝機能の低下や胆汁の流れの悪さを示す数値で、肝炎、胆石、胆道がん、アルコール性肝障害が慢性化して肝硬変になった場合は、γ-GTPの数値が上がらず、ALPが高くなる。ALPだけが高くて、ほかの肝機能検査に異常がなければ、骨の病気が疑われる。

【総ビリルビン】

赤血球中のヘモグロビンが寿命を終えると黄色いビリルビンになり、胆汁の黄色い色の元でもある。ビリルビンは、肝細胞の障害、胆汁の流れの悪さの指標になる。

【総たんぱく・アルブミン】

血中のたんぱく質が総たんぱくで、アルブミンは総たんぱくの67%を占めるたんぱく質の一種で、肝臓でのみ作られる。低値は肝機能の低下を示す。

【血小板】

骨髄で作られる血液の成分で、血を止める働きをする。肝臓が血小板の生成をサポートしているため、低値は肝機能の低下を疑う。肝硬変のこともある。

【LDH】

糖質をエネルギーに変える働きを持つ酵素で、肝臓で作られる。基準値より低いときは肝機能の低下を示す。

【コリンエステラーゼ】

肝臓でのみ作られる酵素で、神経伝達物質の分解をする。低値は肝機能の低下を示す。

お酒を飲む人がやたらに気にするγ－GTP。よく「検査前日に飲みすぎたから数値が上がった」というが、1日飲みすぎただけでは、翌日に急上昇しない。こういう医学的根拠のない言い訳を使うのはやめよう。沈黙の臓器、肝臓からの「助けて！」というSOSのサインを見逃さないでほしい。

僕の友人のIさんはお酒が大好き。町の顔役だったこの人のおかげで、諏訪大社の式年行事では御柱《おんばしら》にも乗せてもらった。健康のことも気にしている。病院の予約外来に来る1週間以上前から、お酒を断って検査に臨むのだ。見事に異常なしの結果が出たら、「ひと安心だ！」と気を緩めて、お祝いのお酒をたくさん飲んでしまう。検査前にちょっとがんばれば、肝臓の数値なんてすぐに回復すると信じ込んで、深酒を続ける。だからγ-GTPが少しだけ高い。このままだと自覚症状のない状態で、肝機能の低下が進み、脂肪肝から慢性肝炎になるぞとおどかし、肝硬変の写真を見せて、こうなってはダメと話してから、やっとお酒の量が減ってきた。γ-GTPを気にしてくれるようになった。検査データをどう行動変容に生かすかがだいじなのだ。

激痛の痛風を引き起こす尿酸は万病の元

風が吹いても痛い痛風は、血液中の尿酸という物質が慢性的に増え続けると、結晶化して「尿酸塩」になり、関節に溜まって、それを攻撃しようと白血球が集まって炎症を起こし激しい痛みを伴う。尿酸値が7・0㎎／dL以上になると結晶化が起こりやすくなる。高尿酸血症は怖い。

尿酸は細胞の生命活動やエネルギー代謝の過程で発生するゴミのことで、血液中の尿酸の割合が尿酸値。健康な場合、尿酸は尿、便、汗などと一緒に流れ出ていくが、何らかの原因で産生が排せつよりも多くなると、尿酸値が上がる。
尿酸値が高い状態が続くと、慢性関節炎、痛風結節のほかに、尿路結石、腎障害、脂質異常症、糖尿病、高血圧、脳卒中、心筋梗塞などのリスクを高めるが、高尿酸血症で一番怖いのは動脈硬化だ。

日本痛風・核酸代謝学会によると、痛風の患者数は年を追って急増し、国内では約90万人と推定され、痛風の発症リスクが高まる高尿酸血症は、成人男性の4人に1人とも言われている。

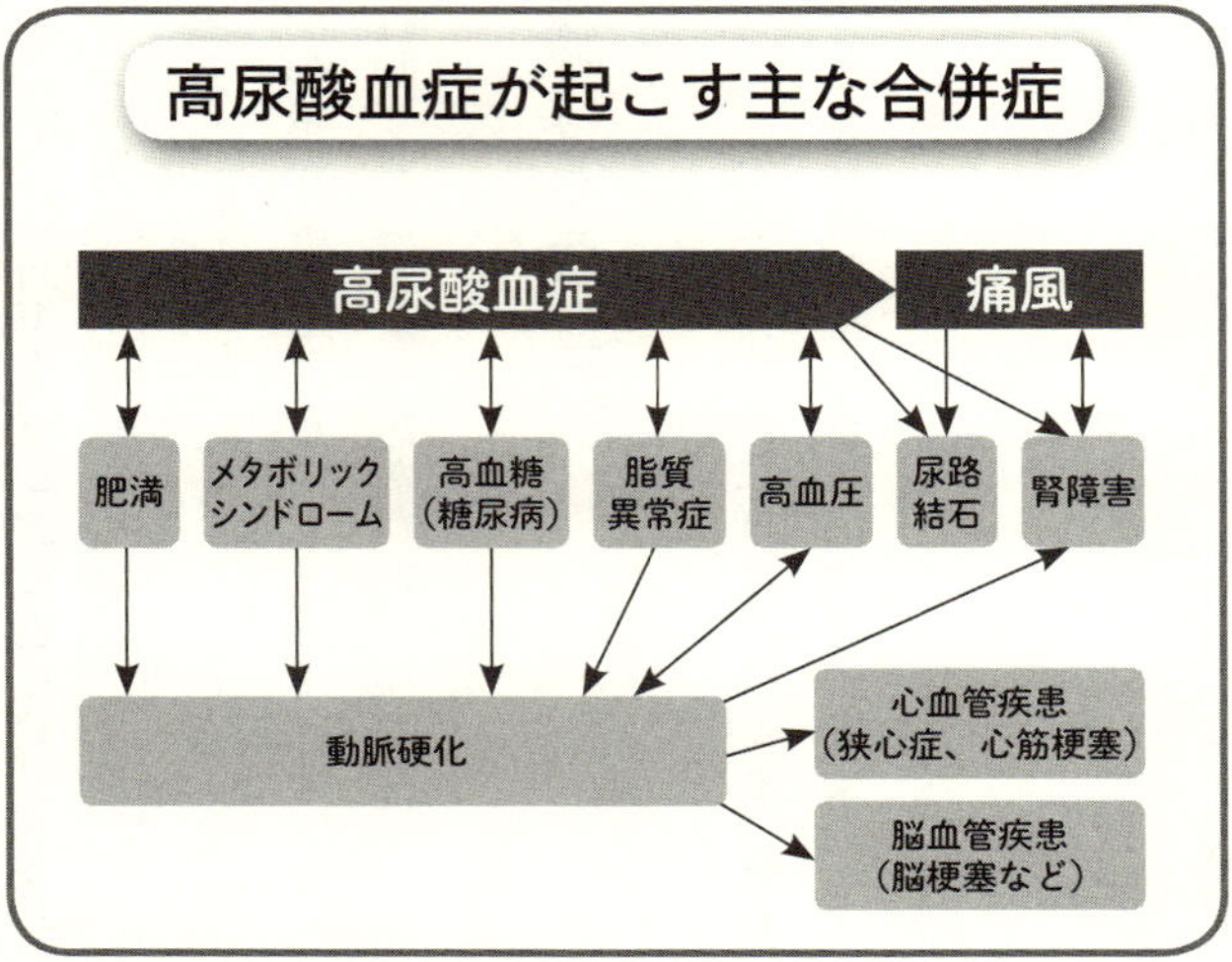

高尿酸血症になるメカニズム

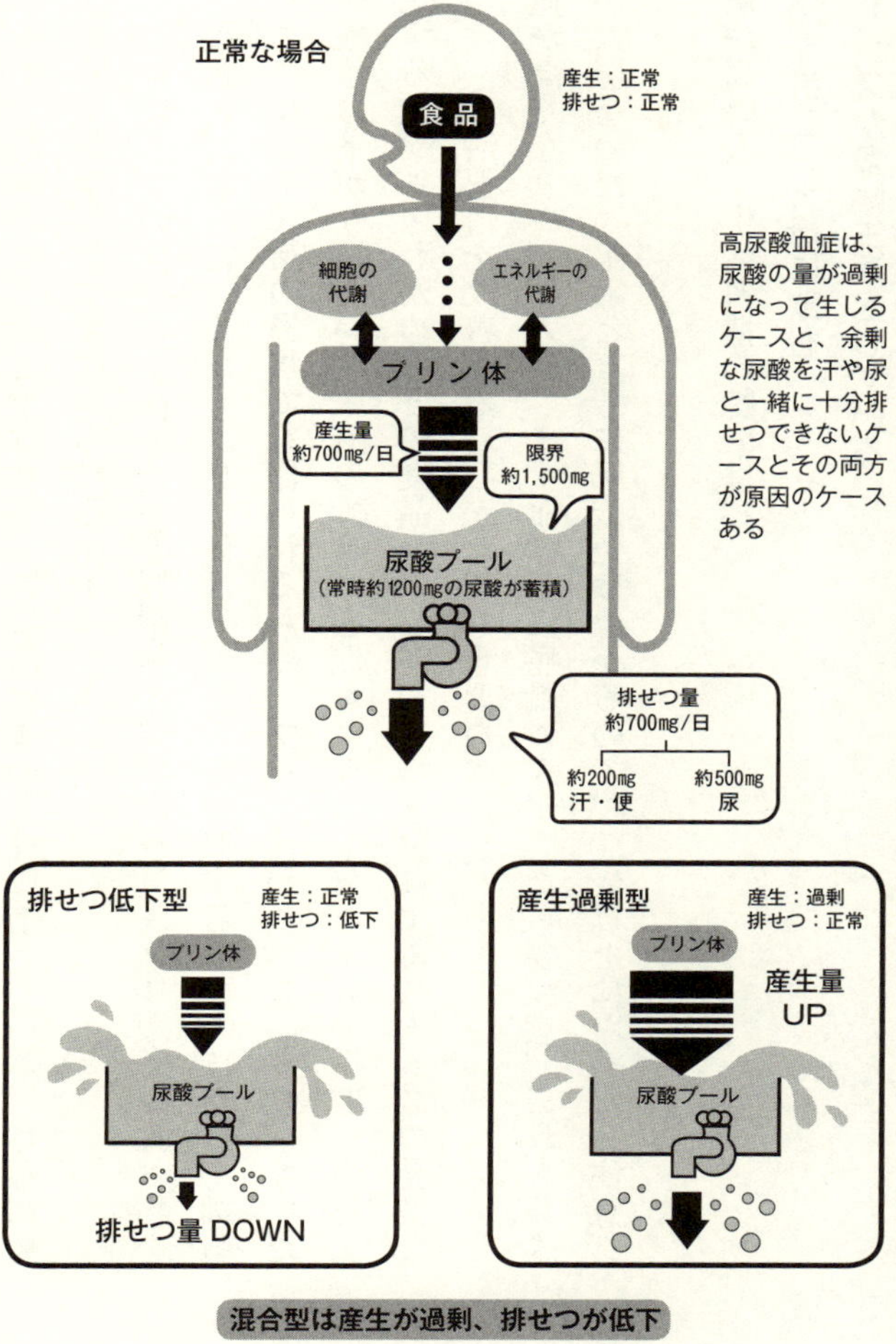

高尿酸血症は、尿酸の量が過剰になって生じるケースと、余剰な尿酸を汗や尿と一緒に十分排せつできないケースとその両方が原因のケースある

男性に多かったものが、最近では女性、特に閉経後の女性に増えている。さらに痛風の発症年齢が若年化し、30代からなるケースもある。

「痛風を引き起こすのはプリン体」「尿酸値が高くなったらプリン体が多い食べ物を避ける」などと言われているが、プリン体は、食品から摂取するもののほかに、細胞の代謝やエネルギー代謝の過程でも作られるため、プリン体が多い食品を食べないだけでは尿酸値は下がりにくい。尿酸の排せつを促すように十分な水分の摂取、尿をアルカリ化するヒジキ・わかめなどの食品の摂取、適度な運動によるストレスの発散などを心がけ、生活習慣を改善することがとても重要なのだ。

尿酸値が高くなりやすい人は、まず血縁者に痛風の人がいたら要注意。これも親族の病歴が大切なのだ。年齢とともに尿酸値は上がるので、30歳以上になったら注意しよう。

尿酸値が高い人の生活習慣の特徴は、

① お酒を毎日、大量に飲む
② ストレスが多い生活をしている

③ 脂っこいものが好き
④ 満腹になるまで食べる
⑤ 太っている（BMIが25以上）
⑥ 激しい運動を頻繁にしている

などだ。

症状のない高尿酸血症は、薬は使わず、生活習慣の見直しが重要だ。「検査嫌い」で「薬嫌い」の僕は、最小限の検査で薬を使わず、生活の仕方の見直しから、健康生活を作ろうとしてきた。

第7章

遺伝子検査・腸内細菌検査

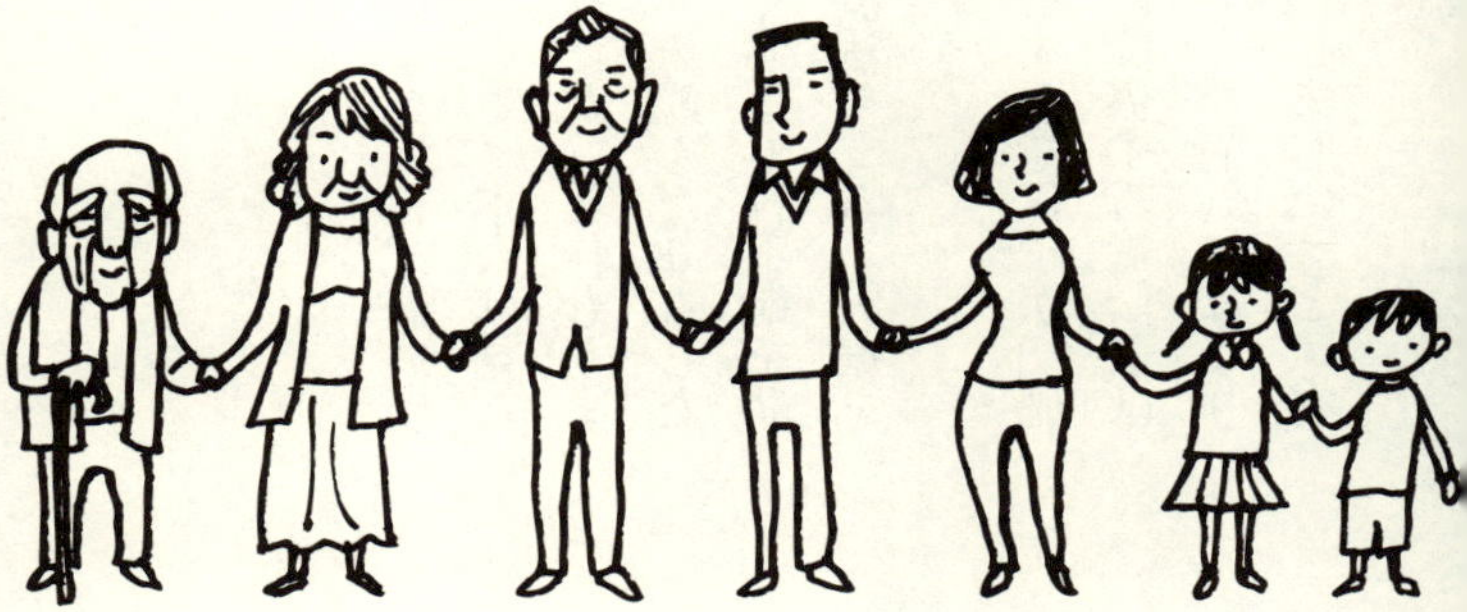

肥満遺伝子検査とは何か

昔からの友人の医師から聞いた話だ。マスコミ関係で働く40代のJさんは、若い頃から恰幅が良く、実際にBMI30〜35を20〜60代まで維持し続けている。本人は見た目の問題もあり、若い頃はだいぶ悩んで、何度もダイエットを試みたが、どれもうまくいかなかった。食欲を抑える薬や、脂肪の吸収を30%も抑える薬を飲んだりもしたが、体質に合わずやめたという。肥満症外来に行くと、胃を小さくする外科手術を勧められて、逃げ帰ってきたという。ひととおり肥満に関する断食療法やジム、医療を体験したJさんは、最後の試みとして肥満遺伝子検査を受けたという。

「先日、肥満遺伝子検査を受けたのですが、脂質と糖質の代謝に関する遺伝子が、肥満を起こしやすいタイプでした。でも心筋梗塞や糖尿病のリスクに関係する遺伝子は無事セーフ。ダイエットしても痩せにくいけれど、太っていても大きな病気にはなりにくい遺伝を授かったのだとあきらめて、太ったままでいることにしました」と、安心した表情で話してくれたそうだ。

その後Jさんは、糖尿病と心筋梗塞になりにくい遺伝子を持っていることに甘んじて、食欲に任せて食べ続け、1年後にはBMIが45にまで達して、心筋梗塞を起こしてしまったそうだ。

「遺伝子検査の結果にすっかり油断してしまった。10万円も払って検査なんか受けなければよかったよ……」と悔やむJさん。

検査結果を生かすも殺すも本人次第だが、あまり知らなくてもいい遺伝子の情報などを、高額の検査費用を払って行うのは、どうなのだろうか。

検査は病気を治してはくれない。10万円の検査を受けたからもう大丈夫と思ってはいけないのだ。糖尿病と心筋梗塞の遺伝子がなかったからこそ、あとは肥満だけは注意しようと思っていたら、Jさんは心筋梗塞にならずに済んだかもしれない。

遺伝子検査よりも親戚付き合いを

便利な世の中になって、医者にも会わず、病院にも行かずに、肥満遺伝子検査を受けるシステムがあるそうだ。しかも3000〜1万円ほどの検査キットを買い、そこに入っている綿棒で、口の粘膜を少々こそぎ落として、封筒に入れて送るだけで完了する。結果も郵送されてくる。

①　脂質の代謝に関する遺伝子に問題があって太りやすい体質

肥満が関係している可能性が高い病気や体の異常

❶ 睡眠時無呼吸症候群
❷ 耐糖能異常（糖尿病予備軍）
❸ 糖尿病（II 型）
❹ 脂質異常症
❺ 動脈硬化⇒脳梗塞（脳血管障害）
❻ 動脈硬化⇒心筋梗塞（心血管障害）
❼ 脂肪肝
❽ 高尿酸血症⇒痛風
❾ 腎機能障害、腎臓病
❿ 膝関節、股関節、脊椎などの障害と痛み
⓫ 歯周病

② 糖質の代謝に関する遺伝子に問題があって太りやすい体質
③ たんぱく質の合成に関する遺伝子に問題があって太りやすい体質
④ 遺伝子に問題はないけれど、生活習慣に問題がある

これら4つに関しての被験者の体質が評価・分析されるのが一般的。

おもしろい検査だと思うが、勝手な判断で、「私はたんぱく質を食べると太りやすいから、肉・魚は少しだけにしよう」とか、「糖質の代謝に問題があるようだから、炭水化物は食べない」など、極端な食事制限をしないように。

さらにこの検査の医学的な正確さに関しては、まだ商品開発されて間もないし、どんな管理状況で検査が行われているのか、個人情報の取り扱いなどについても不安がある。はっきりしたことは言えないが、安くて簡単な遺伝子検査といえども、その結果をどう受け止めるかに関しては、自分自身でしっかり心構えを持つべきだし、できれば医者のアドバイスを受けながら、きちんとした検査を受けたほうがいいと思う。

くれぐれも「痩せようと思っても遺伝子に問題があるからムリ……」とか、「自分が太っているのは遺伝子のせい！」と何もかもを遺伝子のせいにして、あきらめたり、

自暴自棄になったりしないことだ。

主な遺伝子検査の項目をざっと列挙してみると、がん、痛風、糖尿病、心筋梗塞、脳梗塞、肝硬変、胆石、鼻炎、ぜんそく、リウマチ、偏頭痛、腰痛、円形脱毛症……などなど、書ききれないほどの検査がある。全部の検査を受けようと思ったら、お金がいくらあっても足りない。

それより法事や帰省などで、親戚が集まり、先祖代々の死因や病歴などを共有するほうが、とても有効な遺伝情報になる。実際に医者も、「ご家族の中に、同じ病気になった人がいますか?」などと聞くが、「遺伝子検査を受けたことがありますか?」と聞く医者は皆無だ。

僕は両親の顔がわからない。もちろん、産んでくれた父と母の遺伝子をもらっているのだが、捨てられたときから、自分で生きるしかなかった。そう考えるほうが今は楽だ。親からもらった遺伝子より、自分の生き方が、健康や病気を決めると考えるようにしている。

体脂肪率、体年齢は統一されていない……

体重計にさまざまなオプションが付いているものが増えてきた。名前も「体重体組成計」などと呼ばれるようになり、体重のほかに、体脂肪率、内臓脂肪レベル、皮下脂肪率、基礎代謝量、骨格筋率、ＢＭＩ、体年齢などが測定できる。数値で評価するのが大好きな人にとっては、とても楽しい測定機器だ。

「私、56歳なのに体年齢は45歳でした！」とか、「30歳なのに45歳と判定されてショック」など、いろいろな声を聞くが、測定評価はあまり参考にしないほうがいい。

現在、日本では大手メーカー2社のほかに計10社ほどのメーカーが体脂肪計や体組成計を作っているが、体年齢、骨格筋率、皮下脂肪率、内臓脂肪率、体脂肪率などは、各メーカーが適正値を設定しているために、メーカーによって評価が異なる。さらに、測定する方法や場所の設定などによっても誤差が出やすい。

ユーザー側としては、できれば統一した適正値を使ってほしいが、それが実現できていない現状では、検査数値としての価値は低いと判断していいと思う。

つまり、このようなあいまいな状況のもとで測定される検査結果については、ひとつの目安だと思い、あまり重大に受け止めないことだ。決して「54歳なのに体年齢が28歳だから、健康だ！」と油断しないように。

がんと闘う免疫のためにも腸内細菌が重要

胃や腸は食べ物を消化、吸収して栄養を作る。「栄養を作る」というのはおかしな表現だが、胃や腸の中で、いろいろなものが作用して、栄養を摂りやすくしてくれるのだ。栄養がベストな状態で作られるかどうかは、食べ方や暮らし方で決まる。便秘、下痢、肥満、肌老化、高血圧、高血糖、脂肪肝、イライラ、ストレスまで、腸が関係している。悪い食べ方、間違った暮らし方によって、徐々に消化管は不健康な状態になり、気がつかないうちに、血管が汚れ、肝臓や内臓に脂肪が溜まり、心臓の働きが悪くなり、血圧や血糖値が上がる。糖尿病、高血圧、動脈硬化、心臓病、肝臓病、うつ、不眠を引き起こし、認知症、パーキンソン病、がんとの関連性も示唆されている。

腸の健康を守るカギとなっているのが、今話題の腸内フローラだ。腸内には1000種類以上、個数は約100兆個にもなる腸内細菌が棲みついており、多種多様な腸内細菌が種類ごとに腸内に壁面を作って、重さ約1・5kgにもなる集合体として生息している。これがまるでお花畑のようなので、「腸内フローラ（＝flora）」（＝腸内細菌叢《そう》）と呼ばれるようになった。人の顔や個性が異なるように、腸内フローラも、その人その人でまったく違うもので、その状態は生活習慣や年齢、ストレスなどによっても変化する。

腸内細菌叢は3つに分類される。まずは乳酸菌、ビフィズス菌などの免疫力を高め、感染症に強くなり、消化・吸収を高め、ビタミンを合成する「有用菌（善玉菌）」。そして腸の働きを弱め、腸内を腐敗させて発がん物質や毒素などを作り出す「有害菌（悪玉菌）」の大腸菌、ウエルシュ菌など。

さらに「日和見菌《ひよりみ》」という、種類や機能が解明されておらず、善玉菌、悪玉菌の優勢なほうに味方する菌。

善玉菌、悪玉菌、日和見菌の比率は、2対1対7程度が正常な腸内フローラの状態だと言われている。体内に侵入した病原菌やウイルスから身を守ろうとするのが免疫で、1日3000個以上もの細胞ががん化しかかっており、そのほとんどが大腸で発生している。がん化しかかった細胞に対抗するのも免疫なのだ。そして免疫細胞の約70％は腸内に存在している。がん、病原菌、ウイルスに負けないように、免疫の機能を万全に保つためには、腸内環境が重要なのだ。

逆に腸内環境が悪い状態だと、がんを引き起こす腸内細菌が増えてしまうので、要注意だ。

最近の研究を紹介しよう。イギリスのロンドン大学の研究によると、人間の糞便中に含まれる腸内細菌などの微生物の種類と内臓脂肪には相関関係があり、糞便中の微生物の種類が多種多様だと内臓脂肪が少ないことが、イギリスの双子1313組を対象とした研究結果から明らかになり、2016年9月の『Genome Biology』で発表された。

腸内環境検査より、便の状態を観察しよう

ここまで腸内細菌の重要性がわかってくると、気になるのが自分の腸内環境。最近では、自宅で採取した便を郵送すると、遺伝子検査技術を応用して腸内細菌の持つＤＮＡを解析し、腸内細菌の種類や割合を分析してくれる検査キットが開発され、ネットでも紹介されている。

ただ、腸内細菌叢は、食べ物や生活によって日々変化している。この検査ある一時点の腸内細菌の様子を調べて、太りやすいタイプか、善玉菌が多い状態か悪玉菌が多い状態かなどを簡単に解析するだけなので、検査結果をどう生かすかがポイントになる。

便利な検査だと思うが、毎日の便の状態を観察することでも、腸内細菌叢の様子はある程度イメージできる。理想的な便は、黄色に近い黄土色で表面が滑らかなバナナ

のような形をしている。そして水に浮くくらい軽いほうがいい。これがほぼ毎日出ていれば、合格。オナラが臭かったり、便秘や下痢が続いている人は、腸内細菌叢が良い状態ではないので、生活習慣を見直そう。

最近アメリカで流行している肥満治療に、痩せた人の便から採取した腸内細菌を太った人に移植するという方法があるくらい、便に含まれる腸内細菌叢が注目されている。

腸と脳は密接に関係し、腸が脳に指令を出すことも多いというのが、最先端の医学の見解だ。ここはとってもだいじ。とっても悲しいときは「断腸の思い」と言う。腹わたが切れるほど辛いのだ。本当に決意したときは、「腹が据わる」と言う。本気で交渉するときは、「腹を割って話す」と言う。激しい怒りを感じると「腹わたが煮えくり返る」と言う。腹は脳でもあり心でもあるのだ。

今の日本人の食生活は腸内フローラにかなりダメージを与えている。保存料や添加物などの化学物質まみれの食品、油を多用した高カロリー食品、甘味や塩味ばかりを強調した食品などは、胃や腸が嫌がる食べ物。さらに昼夜逆転の生活、運動不足の日常生活、ストレスまみれの日々で、現代人の腸は悲鳴を上げている。

腸を元気にするためのポイントは次の７つ。

①食物繊維を豊富に摂ること
②発酵食品を積極的に食べること
③暴飲暴食を避け、腹八分目を心がけること
④化学物質を口に入れないよう注意すること
⑤運動習慣を身につけること
⑥快便&快眠
⑦ストレスを溜めないこと

７つの快腸習慣で、腸内フローラを元気な状態に維持していけば、腸内環境検査をしなくても、心と体の健康を何歳まででも保つことができる。

第8章

一番良い検査は血圧と体重測定、プラス運動

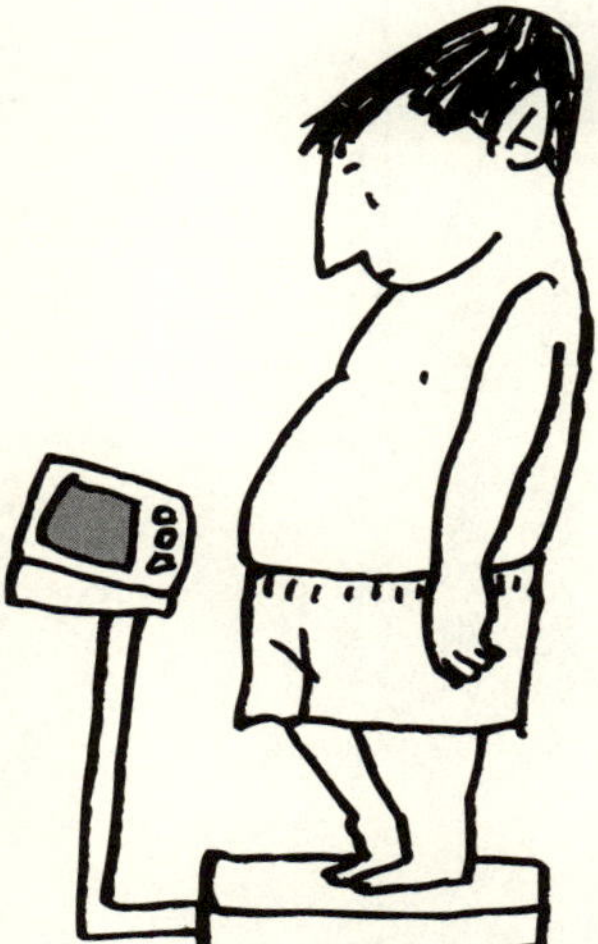

僕が考える「良い検査」の条件

今までたくさんの検査を紹介してきたが、基本的に、僕は検査が嫌いだ。嫌いだから、「検査を受けないでいい生活習慣」を守るようにしている。ただ、検査が嫌いな僕でも、好きな検査、役に立つと思って自ら実行したり、患者さんにしていただいている検査がある。僕が考える「良い検査」の条件は、①痛くない、②面倒くさくない、③簡単、④恥ずかしくない、⑤料金が高くない、の5つだ。

具体的に、僕が大切にしている検査は、体重と血圧、時々血液検査。ごく稀に、エコーやエックス線の痛くない検査と心電図。短時間で終わる。

この章では、血圧と体重を測定することの大切さをご紹介しよう。

血圧は体が正常か否かのバロメータ

元気に活動するためには全身に酸素や栄養を送る必要があり、心臓や血管は休むことなく働いている。血圧は自分の体が元気に正常に動いているかどうかを知る最も手軽なバロメータである。

日本高血圧学会の調査によると、日本人の4人に1人、60代男女の約50%が高血圧と推定されている。高血圧を軽視すると、自覚症状なく、脳出血、脳梗塞、狭心症、心筋梗塞、慢性腎臓病など、命にかかわる病気を引き起こす可能性も高まる。だからこそ、血圧が少し高めの人は毎日測ることが大切なのだ。

血圧には2種類あり、心臓が小さく縮んで血液を送り出すときの血圧が「収縮期血圧(上の血圧)」で、最も強い圧力がかかる最高値。逆に心臓が膨らんで血液が戻る際の血圧が「拡張期血圧(下の血圧)」で、最低値になる。

高血圧の原因は、血液の量が増えたり、血管が硬く細くなったりすることにある。これは①加齢による血管の老化、②塩分の摂りすぎ、③肥満、④運動不足、⑤交感神経の過剰反応などによって起こる。

高血圧になるとなぜ塩分制限をしなければならないか?

食事で塩分を摂りすぎると、血液中の塩分濃度を一定に保つために水分が必要となり、のどが渇く。水を飲むと血液中の水分量が増加し高血圧を起こす。

肥満は血管老化を加速させるだけでなく、お腹まわりの脂肪からは、血圧を上げる成分がたくさん分泌される。運動不足は肥満を引き起こし、血管老化を早める。緊張やイライラなどで神経が昂《たか》ぶると、心拍数が上がり血液の量が増え、血圧も上がる。

高血圧はよく聞くありふれた病気だが、甘く見てはいけない。

血圧の分類（成人・診察室での測定値）

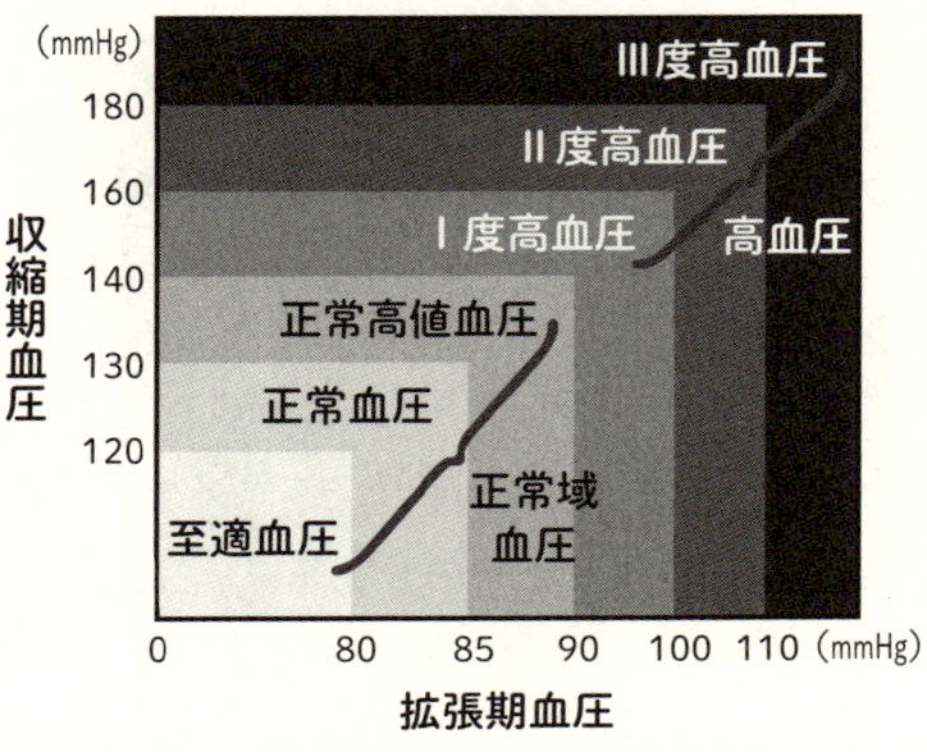

「高血圧治療ガイドライン 2014」（日本高血圧学会）より

「えっ、高血圧って病気なんですか⁉」なんて患者さんに驚かれることもあるが、そんなとき僕は真剣な表情でキッチリと高血圧の恐ろしさを伝えることにしている。

「Kさん、高血圧は『沈黙の殺し屋』って呼ばれる怖い病気で、脳や心臓の血管が汚れたり、カチカチに硬くなったり、もろくなって破れたりして、いのちを危険にさらすんですよ」と本気で説明すると、いつもは笑顔でニコニコの僕が形相を変えて話すのを見て、患者さんは高血圧を深刻に受け止めてくれるようになる。

高血圧に気づかず、あるいは気がついても治療せずにいると「合併症」を起こすことになる。高血圧の合併症という表現も大げさではないかと思われがちだが、「最初のきっかけは高血圧でした。甘く見て治療しなかったのがいけなかった……」などと後悔している患者さんは、驚くほど多い。

高血圧の合併症には、

●脳の血管が破けて出血する「脳出血」、脳の血管が詰まる「脳梗塞」などの脳卒中

●心臓の血管が詰まって起こる「心筋梗塞」

●硬くなった血管に強い圧力をかけようとすることで心臓の筋肉が厚くなり、心臓自

体が肥大化して起こる「高血圧性心肥大」「心不全」「狭心症」などの心臓病
●目の血管が硬くなったり詰まったりすることで起きる「眼底網膜病変」
●尿を作る腎臓のまわりの血管の働きが悪くなって起きる尿たんぱくや、透析が必要になる「高血圧性腎障害」

など、全身に合併症が生じるリスクが高まるのだ。これらの病気の発端はすべて高血圧から始まり、それを見逃したり、気づかずにいたり、気がついても無視して治療を怠ったりすることで、死に至る病気にまで悪化してしまうのだ。

高血圧だからといって
すぐに薬に頼らないほうがよい

2014年、日本人間ドック学会と健康保険連合会が、150万人の人間ドック受診データから、血圧は147／94㎜Hgでも健康だと発表し話題になった。従来、日本高血圧学会では、140／90㎜Hg以上を高血圧症としてきた。

日本ドック学会はその後、トーンダウンして「これで大丈夫と言っているわけではない」と言い換えてしまった。どう考えたらいいんだろう。

僕はこう考えている。将来、動脈硬化を起こさないためには、やはり日本高血圧学会の出している数値を目標にするのが妥当だろう。ただし、すぐに薬を使いたがるのは注意しなければいけない。

147／94㎜Hg未満の血圧高めの人は、安易に降圧薬を使わずに、生活習慣でコントロールしたほうがいい。運動する、減塩する、野菜をたくさん食べる、肥満を改善するといった生活習慣が身につけば、高血圧以外の生活習慣病のリスクも少なくなるからである。

日本は簡単に降圧薬を使いすぎる傾向がある。そういう風土の中で、いくつかの製薬会社が、虚偽の効果をうたったり、臨床試験データを改ざんしたり、という不祥事を起こした。臨床研究に関わった大学や研究機関に多額の寄付もしている。日本は、先進国の中でも薬が安易に、そして大量に使われる国であることも承知しておこう。

僕なら、降圧薬を使うのは147／94㎜Hg以上の人にすると思う。最近では、高血圧治療のガイドラインでも以下のように低リスク、中リスク、高リスクの３種類に分けて、治療方針を示している。生活習慣の行動変容を起こすための時間を与えているのは評価できる。

【高血圧治療の目安】

●低リスクの人

１４０～１５９／90～99㎜Hg以上（Ⅰ度高血圧）の範囲内で、血圧以外の予後影響因子（糖尿病・慢性腎臓病・臓器障害・心血管病）がない場合は、３か月間、食事や運動などの生活習慣の指導を行い、改善がなければ降圧薬治療を行う。

●中程度のリスクの人

１６０～１７９／１００～１０９㎜Hg（Ⅱ度高血圧）の範囲内で、糖尿病以外の予後影響因子が１～２個あり、メタボリックシンドローム診断基準の３項目（P33参照）に該当する場合は、１か月の生活指導後、改善がなければ投薬治療へ。

●高リスクの人

180／110㎜Hg以上（Ⅲ度高血圧）で、予後影響因子を4つとも満たし、3項目以上のメタボリックシンドロームに該当する場合、ただちに降圧薬による治療を開始する。

血圧を測れば自覚症状のない病気も早期発見できる！

長生きしたい、健康でいたい……そう思って、食事や運動などの生活習慣に気をつかっている人は多いが、そこに高血圧の人は、ぜひ毎日血圧を測るという習慣も付け加えてほしい。ボーダーラインの人は週に1回、正常な人も月に1回は測ってほしい。

僕が諏訪中央病院に赴任した43年前、「健康づくり運動」を始めたとき、まず、地域の住民の方たちで、自分で血圧を測る習慣を作った。行動変容を起こす意識改革の、第一歩になった。検査だけではダメなのだ。検査の後、自分で生活の仕方を変えることが、だいじなのだ。

米国の研究では、最も良い血圧とされる「至適《してき》血圧」（120／80㎜Hg未満）に比べ、血圧が高くなればなるほど、死亡率が高くなることが明らかになっている。つまり「長生きしたければ、至適血圧を維持せよ」ということだ。

それを実践するには今の自分の血圧を正しく知ることからスタートしよう。

血圧を測る回数は多いほうがよいが、朝2回、夜2回が理想。具体的には、起床後1時間以内と就寝前に、排尿を済ませてから、なるべく同じ状態、同じ方法で測ろう。朝に薬を飲んでいる人は、飲む前に測ること。毎日が難しいようなら、週に数回、同じ条件で測って、数値を比較できるようにしよう。

血圧を正しく測るポイントは、①1～2分安静にしてから測る、②手は心臓の高さで測る、③カフ（腕に巻くバンド）をしっかり巻く、④背もたれのある椅子に脚を組まずに座る、⑤測定中は話をせずにじっとする、の5つ。これらを守って正確な血圧を把握しよう。

測定した数値は、しっかりメモしておくと、何かあって病院に行くときに持参すれば診察の手がかりになる。

血圧は絶えず変化する「傾向」がある

血圧は1日24時間の中で絶えず変化している。

朝、目が覚める前から上がり始める。起床後1時間以内が、最も心筋梗塞の発作が発生しやすい時間であることをしっかり覚えておこう。朝の血圧が135／85㎜Hg以上であれば「早朝高血圧」の可能性がある。

日中活動しているときは高め、夕方から夜になるにつれて下がり、睡眠中は最も低く安定するというのが正常な変動。このリズムが乱れ、昼間より夜のほうが高くなったり、夜間に血圧が下がらない場合は、「夜間高血圧」の可能性がある。入浴はリラックス効果があり血圧を低下させる。入浴前後の血圧を測るだけで、血管の若々しさがわかる。入浴後、血圧が下がる人は、動脈が硬くなっていないと考えられる。入浴後に血圧が上がる人は、血管が硬く細くなって動脈硬化が進んでいる可能性があるので、一度医師に相談したほうがいい。

ストレスは高血圧を引き起こす大きな原因。激しい怒り、不安、イライラ、緊張などは交感神経を刺激して、ストレス解消ができないと、いつまでも血圧が高い状態が続き、高血圧になる。

40代以上の女性は、夫婦、親子、介護、仕事などのストレスのほかに、更年期を迎えて血管の若さを保っていた女性ホルモンの分泌が減り、高血圧になりやすい状態が続く。閉経前は貧血気味で低血圧だった人も、閉経後にいつの間にか高血圧になる場合もあるので、「私は昔から低血圧だから大丈

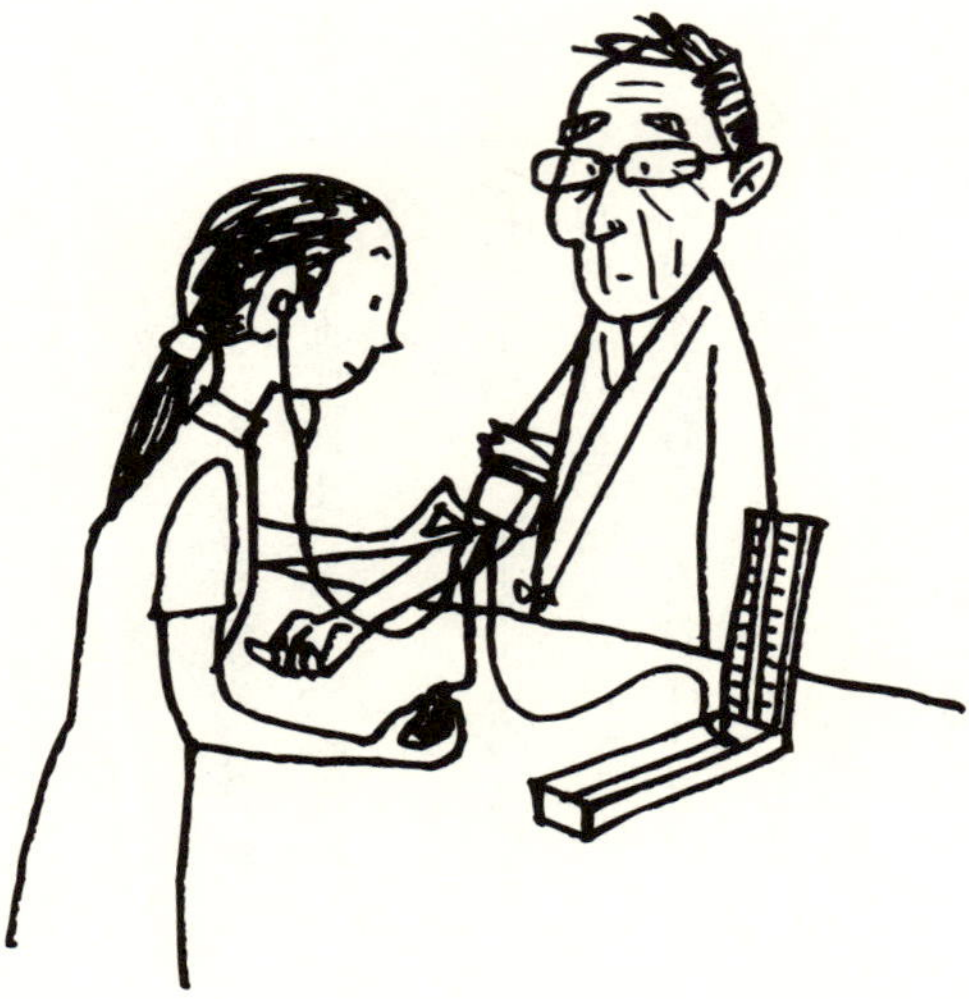

夫！」などと油断しないこと。肩の荷を下ろしてリラックスする時間を持つことも大切だ。

血圧は、ちょっとした行動で乱高下することも覚えておこう。排尿・排便中は急激に血圧が上がり、用を足すと急激に下がる。

タバコを吸う人は、タバコを吸った後に血圧が上がる。気分転換にタバコを吸うという行為は、タバコを吸って血圧を上昇させて緊張状態を作るという体のメカニズムを感覚的に覚えているからやってしまうのかもしれない。

もちろん、運動することでも血圧は上昇する。猛ダッシュで走った後に心臓の鼓動や動脈でドクドク血が流れる音が聞こえた経験がある人も多いだろう。でも、歩く、しゃがむ、などの軽い運動でも、血圧は上がる。

気分が高揚したり、人と会って話をしているときも血圧が上がる。飲み会でハイテンションになる……という表現は、まさに気分が高揚して血圧が上がったということを表現しているものだ。

お酒を飲むと血圧は下がるが、飲みすぎると上昇する。

コーヒーやお茶に含まれるカフェインは血圧を上げると言われていたが、最近では高血圧とカフェインに因果関係はないことが明らかになった。

冬などに暖かい部屋から急に外の冷たい空気に触れるだけでも、血圧は上昇する。入浴をするために、厚着していた衣服を脱げば、それだけで血圧は急上昇するのに、次の瞬間に熱いお湯に入るなんて、もってのほかだ。脱衣所は暖房して、浴室内も前もってお湯をかき回すなどして、湯気で温度差を少なくしておく工夫が必要だ。

夏はエアコンで涼しくキープされた部屋から暑い外に出ると、急に血圧が下がってめまいがすることがある。転んでケガを誘発することもあるので、要注意だ。

このように血圧はさまざまな生活シーンや心の有り様によって変化する、実に繊細なものなのだ。だから細かく自分の血圧を測定していくと、血圧だけでその人の性格や体質がある程度わかってくるのではないかと僕は考える。

なぜこんなに頻繁に血圧が変動するかというと、血圧を変動させることによって、血管の中を流れる血流の量を調節しているからだ。血流が多くなれば体温が下がり、血流が少なくなれば体温は上がる。体温を一定に維持することは人間の健康にとって非常に重要で、その主役を血圧が担っているのだ。また、血圧の変動によって、体中に送る栄養や酸素の量を調節しているのだ。

運動すると血圧が上がるのは、運動する筋肉を使えるように栄養や酸素を血液に乗せて届けるためでもある。しかし、運動を習慣化すると、全体として血圧は下がってくる。

怒りやストレスで血圧が上がるのは、闘争するエネルギーを体全体に運ぶためである。人によっては、闘争が逃走になることもあるが、どちらにしてもストレスを感じたら、そこで戦うか、逃げるか、体を張って動かなければならないから、血流を増やす必要があるのだ。

自分の意思ではコントロールできない交感神経と副交感神経のバランスを保ち、自律神経を整える役割も、血圧が担っている。人の気持ちや行動に合わせて、血圧は調整されるのだ。

病院に行って白衣の看護師さんやお医者さんを見ると緊張してドキドキしてしまい、高血圧になることを「白衣高血圧」と呼ぶ。会社に出勤すると血圧が上がる「職場高血圧」というのも増えている。家庭内がうまくいっていないと、家にいるときだけ血圧が上がる。こちらは病院で測定しても高血圧を発見できないので治療が遅れてしまうことにつながるから、一番怖いかもしれない。自宅では夫婦仲良くリラックスして過ごそう。

心と体がつながっていることが、血圧測定からよく見えてくる。ちょっとしたことでドキドキする人、しない人もわかる。血圧が大きく変動していた患者さんが、抱えていた問題が解決したら血圧が安定した例もあった。食と運動と人生が、曼荼羅《まんだら》のように絡み合っているのが血圧測定でわかってくるのだ。

血圧の測定は、検査が嫌いな僕でも好きなことだ。温泉やホテル、病院の待合室などに血圧計があると、すぐに測定する。腕にカフを巻くだけで簡単に測定できるから楽しい。無料の血圧検査は高額なPET検査や遺伝子検査と遜色がないように思う。

面倒くさくて、痛くて、怖そうな検査を受けるような病気にならないためにも、時々血圧を測り、血圧に関心を持って生活しよう。

「低血圧だから貧血になる」というのは嘘

「鎌田先生、立ちくらみがするので貧血だと思うのですが、血液検査では異常ありません。なぜでしょうか?」と50代の女性患者さんに聞かれたことがある。

立ちくらみなどをよく起こす人の中には、低血圧だから貧血を起こすと思っている人がいる。確かに立ちくらみは、両方に共通することが多いが、低血圧は心臓から送り出される血液の圧力が低い状態で、血液検査上は異常がないことが多い。

一方、貧血は、血液成分の赤血球やヘモグロビンが少ない状態で、低血圧を合併していることもあるが、逆に心臓に負荷がかかり高血圧になっていることも多い。つまり、貧血と低血圧には直接的な関連性はなく、むしろ貧血がある人が注意したいのは、高血圧のほうなのだということを、覚えておいてほしい。

一般的な立ちくらみは、起立性低血圧や迷走神経反射のどちらかの理由で起きる。特に多いのが急に立ち上がったり、寒い部屋から暖かい部屋に移ったりしたときに急激に血圧が低下することで起きる低血圧が原因なのだ。それ以外に、回転性のめまいを伴う場合には、耳に疾患がある場合があり、雲の上を歩いているような浮遊感を伴う場合には、脳梗塞などが疑われる場合もあるので注意が必要だ。

もうひとつ注意してほしいのは、起立性低血圧になるのは、低血圧の人ばかりではないということだ。名前で誤解を招きそうだが、起立性低血圧は、高血圧の人でも起こる症状なので、油断しないようにしよう。

僕が安易に薬を出さない理由

僕は自分がもし高血圧症の患者になったら、薬に頼らずに高血圧を治したいと思っている。だから自分の患者さんにも減塩レシピや、食生活の改善、運動を取り入れた生活指導で、健康意識を改善するところから治療をスタートする。

「高血圧ですよ、お薬出しますね」のほうが簡単ではあるが、それだと患者さんも高血圧を軽視して「薬だけ飲んでいればいい」と勘違いしてしまうからだ。高血圧になったことをきっかけに、悪い生活習慣を見直せば、健康長寿への道が切り開けるのだから、そのチャンスを生かすような寄り添い方をしようと心がけている。

減塩は、高血圧症の治療に必須だが、急に1日6gの塩分に制限したら味気なく感じて、イヤになってしまう。だからまずは1日10gからスタートして、徐々に減らしていくようにすればきっと成功する。

塩の代わりに、しょうが、唐辛子、かんきつ類、酢などを使うのも、味や香りのバリエーションで、減塩、うす味を克服するポイント。また減塩ばかり気にするよりも、塩分のうちナトリウムの排出を促す、カリウム、マグネシウム、カルシウム、食物繊維が豊富な、野菜や海藻類をたくさん摂ることもだいじだ。

患者さんからよく、「降圧薬を飲みはじめたら、一生飲み続けなければならないのでしょうか?」と聞かれるが、そんなことはない。治療中の生活習慣の見直しで一定の効果が出れば、薬を飲み続ける必要はない。

むしろ飲み続けて低血圧になってしまったりするのを防ぐためにも、毎日血圧を測り、その結果を見て「もうそろそろ薬を卒業できるのでは……」と思ったら積極的に主治医に相談したほうがいい。薬をやめた後は血圧測定が重要。薬なしでも血圧が安定していることを確認しておく必要がある。

「体重測定」を軽視するな！

血圧と並んで最も重要な検査は、体重測定だと考えている。体重はとても正直で雄弁に健康状態を示してくれる。

飲みすぎ、食べすぎで体重が増える。運動をすれば体重は減る。食事制限をすれば体重は減る。

「ちゃんと食べているのに体重が増えない」という悩みがある場合は、消化吸収や代謝の機能に問題があり、食べ物の栄養を体に正しく取り込めない状態かもしれないので、病院で血液検査をして、アルブミン濃度などを調べる必要がある。

「食べていないのに体重が増える」というのは、医学的に考えてもまずありえない状況だ。水を飲んでも体重は一時的に増えるから、飲んだり食べたりすれば、その分は必ず一時的に体重が増える。きっと食べたり、飲んだりしたことを忘れてしまったのだろう。

食べたり飲んだりしたことをしっかり覚えていることも、健康を維持するために重要だ。つまり、「1日で体重が1kgも増えてしまったのは、昨日の昼にホテルのバイキングでお腹いっぱい食べ、夜も焼肉を食べて深夜まで飲んでいたからだ」などと、体重測定した数値の原因を突き止めることも重要だ。そうすれば「昨日食べすぎたから、今日は増えた体重のうち、500gだけ落ちるように、ご飯は軽めにして、30分ジョギングしよう」などと、対策が立てられる。増えた体重を早めに落として、定着させないことがだいじなのだ。

こうして毎日体重測定をしていると、自分が何をどれだけ食べると、どのくらい体重が増えるか、またどれだけ運動すると体重が減るか、などの大体の目安がつかめるようになる。

毎日体重を測るのは意外に難しい。ちょっと食べすぎてしまった翌日に、また食べすぎてしまったりして、それが続けば、またたく間に体重は増える。そうすると、「どうせ体重計に乗っても太ってしまったのを目の当たりにするだけだ……」と思い、体重計を避けるようになる。特に誰かに体重を見られたり、報告しなければならないわけでもないのに、体重計に乗るのがイヤになるものだ。体重を測るのはイヤだけど、役に立つのだ。ここでグッと我慢して、反省の意味を込めて、体重計に乗る勇気を持とう。

ちょっと食べすぎた翌日に、少し食事を控えめにすれば、すぐに体重は元に戻る。しかし、2日、3日と食べすぎを重ねると、どんどん痩せにくくなる。悪い結果を知るのは楽しいことではないが、健康のためと思って体重測定を続けよう。

デブは一日にして成らず

太っていても健康な人、食べても太らない人というのは、羨ましい体質だが、最近の研究では、実は太っていても健康な人というのは、「太っていても今は健康な人で、将来の病気のリスクが高い」と正しく言ったほうがよいとされている。

太っていることの何が悪いのかというと、ヒトの体は万が一の飢餓状態に備えて、余ったエネルギーを脂肪として蓄える脂肪細胞があるのだが、肥満が進むと、脂肪細胞にどんどん脂肪が蓄積され、肥大化し、限界近くまで肥大化すると今度は変性を起こす。脂肪細胞から炎症を起こす物質が出て、細胞内で炎症が起きる。これによって、食べたものに含まれる糖をエネルギーに変えて細胞に取り込むためのインスリンの働きが悪くなる「インスリン抵抗性」が生じて、糖尿病などを発症しやすくなるのだ。

この炎症が慢性化すると、動脈硬化を起こすし、アルツハイマー病も誘発する。慢性炎症は、発熱などの症状もないので、誰も気がつかない。怖いのだ。

スウェーデンのカロリンスカ医科大学の研究で、生涯一度も肥満になったことがない人と、肥満と診断された人の脂肪細胞を遺伝子レベルで比較したところ、肥満の人の脂肪細胞には、どの人にもインスリン抵抗性、つまり糖を取り込むためのインスリンの働きが悪い人に特有の遺伝子の発現があったそうだ。

肥満者の約30％は代謝的な異常はなく、健康的な肥満だと以前は評価されていたが、実は細胞レベルで調べてみると、糖尿病を発症しやすい、非常に危険な状態に陥っていることが判明した。一にも二にも、やはり太りすぎは健康に良くないということが医学的にも実証されている。「自分は太っていても健康だから、大丈夫！」と思わないで、適正な体重を目指してほしい。


検査が嫌いな僕も、体重測定は、毎日欠かさず行っている。いつ測るかというと、朝起きてからと、夜寝る前が基本で、出張先でも、どちらか1回は測っている。

食べることが好きなので、つい食べすぎることもあるから、体重計の数値を見て、反省することのほうが多い。「あっ、1kgも太ったのは、昨日調子に乗って焼肉を食べてしまったからだ。今日はサラダと軽めの和食でカロリーを控えめにしよう」と、次の対策を立てる。次の日に結果を楽しみに体重を測れば、これはこれで楽しいものだ。

体重計に毎日乗るだけで、健康維持に役立ち、大がかりな辛い検査に至る可能性が減るのだから、ぜひ、体重を測ろう。

筋肉と骨を鍛えよう

寝たきりや要介護になる原因は、転んでケガをしたり、骨折したりすることが圧倒的に多い。ではなぜ年をとると転倒や骨折をするのだろうか？　それは、本人が気づかないうちに、骨と筋肉が衰えているからだ。

特に40代以降から注意してほしいのが、「サルコペニア肥満」と呼ばれるもので、筋肉量が減って、脂肪が増えてしまう状態。特に運

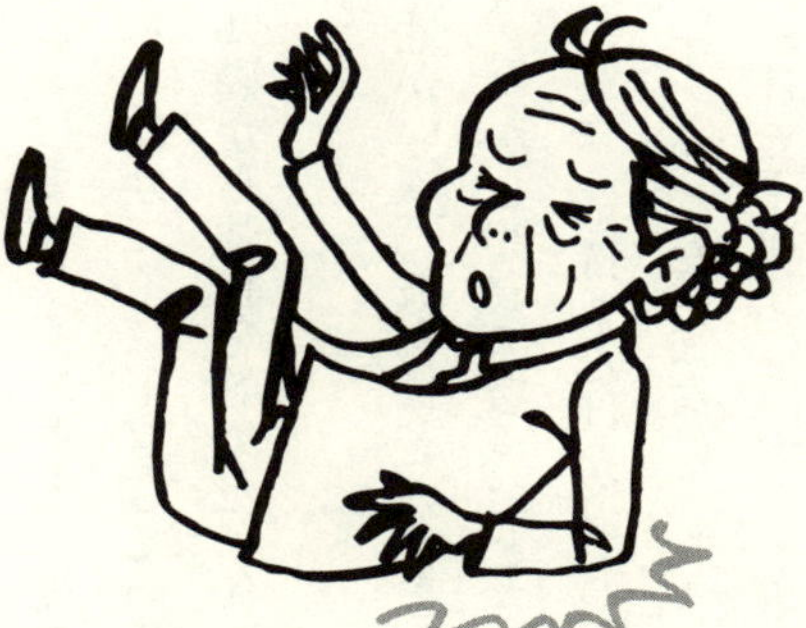

動不足が重なって、脚の太ももの筋肉が落ちると、早歩きや、階段を上るのが辛くなったりする。さらに悪化すると、自分が思った以上に、脚を上げることができなくなり、つまずいたり、足がもつれて転んだりしやすくなる。

僕も実は60代になってからスキーで2回ほど骨折をしてしまった。スキー1級の腕前で過信があった。どんな急斜面でも滑れる……たぶん、自分でイメージしているほど、手足がついていかなかったのだと思う。深部筋の基礎から強化を始めた。体幹トレーニングをやって、筋肉の若返りを図っている。

80代でフルタイムの勤めを続けている知り合いの女性がいる。彼女は若いときから活発で行動的だったので、早歩きのクセがついていた。しかし80歳になったとき、それが仇《あだ》になって雨の日に交差点で転んで膝を激しく痛めた。気持ちだけがあせって、足の踏ん張りがきかなかったのだろう。でも、その後がすごかった。彼女はトレーナーのリハビリ・プログラムを自宅でも続けて、なんと3か月で元通りに活動できるように立ち直ったのだ。ケガなどするとそれをキッカケに気持ちが萎えてしまいがちで、リハビリの効果も十分に出せない人が多いが、彼女は見事に克服したのだ。そして80

代でも筋肉は鍛えられるということを実践して見せてくれたのだ。

エネルギーを消費する量が多い筋肉が減ると、同じ量の食事をしていても、太りやすくなったり、内臓脂肪がつきやすくなったりして、お腹がポッコリ出てメタボ体質に変化してしまう。内臓に脂肪が蓄積すると、インスリン抵抗性が引き起こされて、糖尿病リスクが高まってしまう。

筋肉と骨は、人生の最後まで自分の力で生きるために必要なとても大切な体のパーツだから、加齢とともに減少する宿命にある骨密度と筋肉を、なる

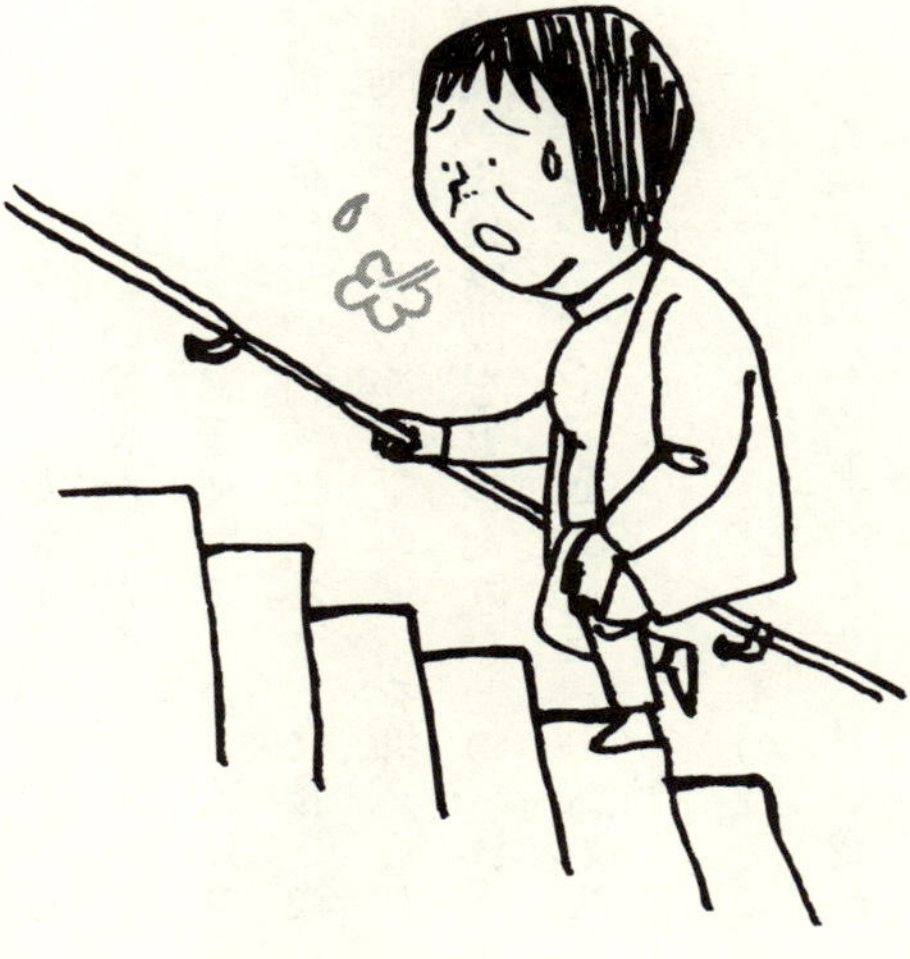

べく減らさないようにする努力が必要だ。骨はカルシウムを吸収しやすい形で取り入れ、意識して陽に当たることで、骨粗しょう症を予防できる。僕の骨密度は132％。20代の若者にも骨だけは負けない。生きている限り、好奇心をパンパンに膨らませて、走り続けようと思っている。骨密度検査はいい検査だと思う。

筋肉を鍛えるのは、筋肉に負荷をかけて行う「レジスタンス運動」で、たとえばスクワットもその運動のひとつ。腕を肩の高さで前に伸ばし、椅子に座るように腰を後ろに引く。この状態を10～30秒続けるという運動も、下肢の筋肉量の低下を抑えられる。ウォーキングをしたり、エスカレーターを使わずに階段を上ったりなどの、日々の心がけだけでも差はつく。ぜひ、日常生活に、「レジスタンス運動」を取り入れてほしい。

最近では、フィットネス・ジムもずいぶんリーズナブルになった。バブルの時期には入会金が100万円などと言われていたが、今では入会金無料とか、月会費が7000～8000円で、何回行ってもOKというところもあり、リタイア世代も通える金額になっている。高齢者に合った優しいフィットネス・ジムもできてきた。要介護の人が通うデイサービスも、リハビリやトレーニングを主なプログラムにしている施設が増えてきている。「自分の足で歩き、行きたいところに行ける」という体力がどんなに素晴らしいことか……。失ってから気づくのでは、悲しい。

炎症という小火を消し、病気の悪い連鎖を断ち切る

血圧が上がってきた患者さんがいる。動脈硬化が始まったのかもしれないと、想像する。動脈硬化は慢性炎症のひとつだ。その発症は、酸素や太陽や、農薬や化学物質などのフリーラジカルが起こしている可能性がある。ならば、抗酸化力のある色素を含んだ野菜を食べてもらおう。動脈硬化が進めば、血圧がさらに上がる。血圧が上がれば動脈硬化はさらに進む。脳や心臓や腎臓の臓器にダメージが起きる。どこかで悪い連鎖を断ち切らないといけない。減塩もそのひとつだ。みんなが怖がっているアルツハイマー病も慢性炎症が関係していると言われだした。肥満も糖尿病も血糖値スパ

イクも、みんな炎症を起こしやすくしている。だから、少しだけダイエットを勧めるのだ。

心にストレスがあると、交感神経過緊張になる。血管が収縮するのだ。交換神経が緊張すると、がんと闘ってくれるナチュラルキラー細胞が低下する。がんになりやすくなる。悪い生活習慣が小火《ぼや》のように炎症を引き起こし、それがどんどん延焼して慢性炎症という大火事になり、さまざまな病気を引き起こす。全部、曼荼羅や小宇宙のようにつながっている。自分の心と体を守るためには、自分自身の生き方を変える必要があるのだ。

第9章

検査がイヤなら、自分で健康を維持する覚悟を

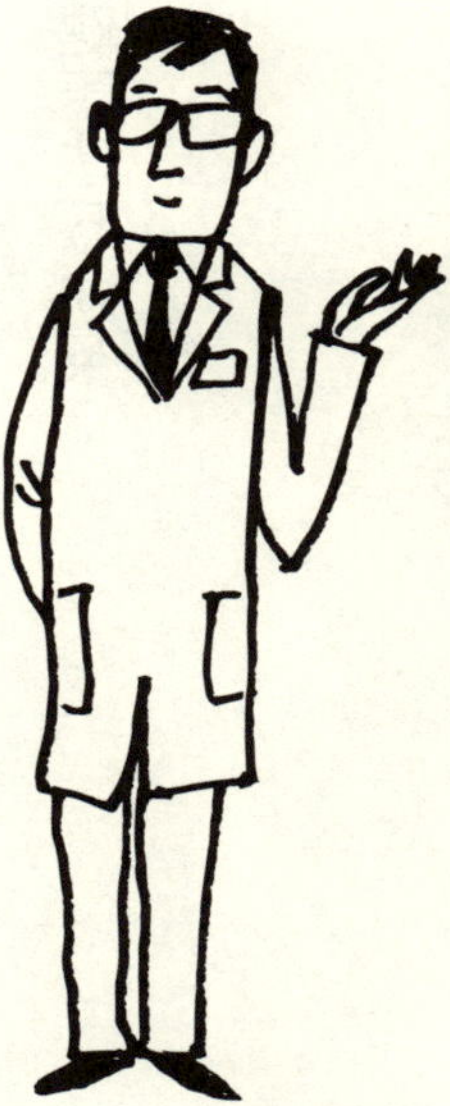

検査が嫌いな人が実践すべき健康法5か条

1　体重を測ろう
2　血圧を測ろう
3　食生活を見直し、「ま・ご・わ・や・さ・し・い」を食べよう
4　骨と筋肉を鍛えよう
5　世のため人のために生きよう

がんも認知症も脳卒中も、その根本的な原因は生活習慣だ。生活習慣の乱れで起きる病気が生活習慣病。

厚生労働省が2015年12月に発表した「平成26年患者調査の概況」によると、生活習慣病の中で最も患者が多いのが、「高血圧性疾患」で1010万8000人、ついで「糖尿病」が316万6000人、「高脂血症」が206万2000人、心疾患

が172万9000人、「がん」が162万6000人、「脳血管疾患」117万9000人という結果だった。

40歳を過ぎたら、誰もが生活習慣病を抱える可能性がある。僕は病院で働きながら『病院なんか嫌いだ』（集英社）という本をかつて書いた。病院はいざというとき、とても大切だが、自宅で体重や血圧に注意しながら、セルフコントロールすることが健康を守るにはだいじだと思ってきた。

生活習慣病は以前「成人病」とも言われていたが、最近では子どもでも肥満から始まり、糖尿病や脂質異常症などを発症するケースが増え、これらの疾病が加齢というよりも、生活習慣に起因していることが判明し、名前が変えられたのだ。

生活習慣病は不愉快な病気だ。自覚症状もなく元気なのに「あなたは病気です」と、指摘され、医師の忠告を聞かなければならなくなる。

「あ〜、もう検査なんかイヤだ！」そう思った人は、検査でつべこべ言われないためにも、5つの健康法を実践してほしい。

1の体重と、2の血圧、4の骨と筋肉については、第8章で詳しく説明しているので、それを参考にしてほしい。ここでは、3の食生活について説明したい。

「ま・ご・わ・や・さ・し・い」食生活とは?

「ま・ご・わ・や・さ・し・い」食生活とは、平仮名の「ま」「ご」「わ」「や」「さ」「し」「い」をそれぞれ頭文字に持つ食材を積極的に食習慣の中に取り入れていき、結果バランスの良い食事をとっていける素晴らしい日本の先人たちの知恵の詰まった食生活を意味している(P232の表参照)。

日本食が認知症を予防する食事として世界の医学会から注目を集める中、鼎談《ていだん》したこともある武庫川女子大学国際健康開発研究所の家森幸男《やもりゆきお》所長が、画期的な研究報告をした。

この調査は、1980年代から20年以上かけて、世界の25か国、61地域で約1万4000人を対象に、1日に排せつした尿をすべて集めて、1日の尿量や尿中成分を調べたもの。尿中の成分から、食塩摂取量、大豆摂取量、魚介摂取量、野菜摂取量などを推定して国際比較するという手の込んだ研究だ。

その結果、心筋梗塞や脳卒中などの病気にかかる人が多く、寿命が短い地域では、食塩摂取量が多く、野菜、大豆、魚介の摂取量が少ないことが明らかになった。

アジアやアフリカの都市部では、食の欧米化が進み、砂糖や果糖を加えた甘いジュースや清涼飲料水、ハンバーガーなどの脂質が多く、糖質の消化吸収が早い「ファストカロリー」な食品を好んで食べる人が増えて、肥満が急速に増加しているという。

日本でも同じような傾向が見られるが、最近では日本食が健康にいいという意識がますます高まりつつあるために、脂質と糖質が多く、内臓脂肪を増やしメタボを招くファストカロリーな食品や、ファストフード店の人気が下がりつつある。さらに、ペットボトル入りのお茶、ウーロン茶など、無糖の飲み物が多種多様に出回って、加糖されたジュースや清涼飲料水の人気が落ちている。

この研究で興味を引いたのは、日本や中国など、豆腐や納豆、豆豉（トウチ）をはじめとする大豆製品をよく食べる国の女性と、大豆製品を食べない米国、ヨーロッパの女性の血圧を比較したところ、大豆を食べていないグループでは、閉経後の血圧の

さ・し・い」食生活

さ　魚介類

・血液中の悪玉コレステロールを減少させ、血流が良くなるとともに血管の病気を防ぐ。
・DHA で脳も活性化。
・必須ミネラルのひとつでもある「亜鉛」が豊富。

し　シイタケ・きのこ類

・食物繊維が豊富。
・免疫力が高まり、がんも予防。
・カルシウムの吸収を助けて骨粗しょう症にも効果。

い　いも類

・カリウムが塩分を体外に運び出し高血圧を予防。
・山芋、里芋の「ぬめり」が血糖値の上昇を抑制。
・加熱にも耐えられるビタミン C が豊富。

「ま・ご・わ・や・さ・し・い」食生活から得られるもの

・体内のミネラルバランスを維持
・脂肪酸バランスを維持
・アンチエイジング
・食物酵素を得る機会が多い
・腸の健康増進
・免疫力を上げる
・脳梗塞や心筋梗塞を減らす

「ま・ご・わ・や・

ま　豆類

・身体の細胞を作る良質なたんぱく質が豊富。
・豆に含まれるビタミンB群が身体の代謝をサポートしてくれる。
・活性酵素に対抗するイソフラボンが豊富。
・たんぱく質は筋肉になる。骨も強くしてくれる。日本人の寝たきりの原因の上位にロコモティブシンドロームが入っているが、その予防になる。

ご　胡麻に代表される穀物・種子類

・マグネシウム、カルシウム、鉄、亜鉛などが豊富。
・アンチエイジングに効果的な抗酸化栄養素が豊富。
・肝機能を強化し、動脈硬化にも効果あり。

わ　わかめ・海藻類

・ビタミン・ミネラルが豊富。
・代謝機能を高めるホルモンの材料となるヨウ素が豊富。
・海藻に含まれるフコキサンチンががんを予防する。

や　野菜類

・加齢を妨げる抗酸化ビタミンを豊富に含む緑黄色野菜。
・身体の免疫力を高める淡色野菜で体調管理。
・僕が住む長野県は野菜摂取量日本一で、平均寿命日本一になった。

上昇が見られ、コレステロール値も上昇していた。

ハワイやブラジルの日系移民は、70代以上の人は大豆製品を食べる食習慣が根強く残っており、50代以下の二世、三世になると、大豆製品を食べる習慣がなくなっている。そこで、血圧が高く更年期世代の女性に、毎日イソフラボンをサプリメントで摂取してもらったところ、尿中のイソフラボンが上昇し、コレステロールが低下した。

家森先生が日本食の利点を医学的に検証したところ、江戸時代より前の雑穀や玄米を食べていた頃の日本食は、糖質を摂った場合でも、血糖値の上昇がゆるやかで、さらに食物繊維を一緒に摂取していたので、余分な糖質を排出しやすい環境が体内に作られていたようだ。

さらに、主食のご飯（雑穀・玄米）などと一緒に、豆腐、納豆、味噌、醤油、漬け物など、血糖値の上昇がゆっくりな食品を食べていたことが注目されている。

家森先生は、このように、血糖値の上昇がゆっくりな日本食を「スローカロリー」と呼び、血糖値が高めの人や、糖尿病の治療のために、食事を見直す必要がある人に対し、積極的に、スローカロリーな日本食を取り入れるように提唱した。

スローカロリーの食品は、具体的には、大豆、玄米、雑穀、魚、野菜、海藻で、塩分の摂りすぎだけ気をつければ、毎日食べてもらいたいと述べている。僕が勧めてきた寒天や高野豆腐も代表的なスローカロリーだ。

魚を多く食べることも、生活習慣病予防にとても良い食習慣で、魚には、細胞を作るもとになるアミノ酸や、コレステロール値や中性脂肪値を下げるＤＨＡ、ＥＰＡなどの不飽和脂肪酸が豊富に含まれている。さらには、魚介類に多く含まれるアミノ酸の一種、タウリンが、交感神経の働きを抑えて、血圧を安定させ、血管に脂肪がつきにくくする働きをしてくれる。

マグネシウムも十分に摂取していると、血圧を安定させ、コレステロール値も低下するというデータがある。マグネシウムを多く含む食品は、玄米、魚、海藻、大豆、ナッツ類。このようなマグネシウムを含む食品には、食物繊維も豊富に含まれている場合が多いので、脂肪や糖の排出も促進させる効果が期待できる。

このほかにもマグネシウムは、細胞でエネルギーを作り出す働きを助けている。そのため、マグネシウムが不足すると、血管にナトリウムやカルシウムが蓄積されて、動脈硬化が進行し、心筋梗塞や脳梗塞のリスクが高まってしまう。

少し塩分を控えた昔ながらの日本食が、私たち現代日本人の健康を支える最も大切な「基礎」になるのだ。ぜひ、スローカロリーな日本食を、毎日の食生活に取り入れよう。

世のため人のために生きよう

長野県は平均寿命が全国第1位の長寿県になった。この要因についての分析を見ると、全国的に見ても、男女ともに野菜の摂取量が多いことが関係している。そして僕が最も注目し、多くの人に参考にしてほしいのは、長野県は、男性高齢者の就業率が全国第1位で、ボランティア活動にも積極的だというところだ。実はこれが、長野県を健康長寿県にしている大きな要因ではないかと思う。

やはりいくつになっても外に出て働き、金額を問わず、自分の力で収入を得られるということは、生きがいになるのだ。

米国ニューヨーク州マウントサイナイ医科大学の研究によると、人生の目的意識を持つ人は、死亡リスクや心血管疾患のリスクが低いそうだ。自分の人生が価値あるものだと感じている人ほど、寿命が長い。

この研究で次に、人生の目的や価値を高める要因は何かを調べてみたところ、「他人の役に立つこと」が高く評価されていた。

また同じく米国シカゴのラッシュ大学が発表した研究結果によると、人生を前向きにとらえて、ポジティブに生きている高齢者の脳では、そうでない高齢者に比べて、脳梗塞が半分に減ることが明らかになっている。逆にフィンランドの研究では、悲観的な人は心臓病の死亡率が2・2倍も高いことが報告されている。こうなると、悲観的になってしまうような検査は、受けないほうがいいかもしれないが、どうしても必要な検査もある。一番だいじなのは、どんな結果が出ても、悲観的にならず、そこから前向きになること。

食事や運動に関して、一生懸命努力することも大切だが、それと同時に、人生の目的や生きがいを持つようにすることが、健康寿命を延ばすことにつながるというのは、とてもうれしい研究成果だ。

健康は人生を楽しむための道具

健康というと、禁欲的で、ともすると無味乾燥な生き方を想像するかもしれない。しかし、人生を楽しむことは健康にも良いことなのだ。

厚生労働省の研究班が２００９年に発表したデータでは、人生を楽しんでいない男性は脳卒中による死亡が１・75倍、狭心症や心筋梗塞による死亡が１・91倍高くなる。

女性は男性よりも6歳以上長生きだが、それは女性の生き方にも秘密があるのではないか。「わあ、きれい」「おいしい」「かわいい」……。女性は、相手と感動を共有しながら、感動を増幅させているように見える。男性は、この程度の食べ物や景色で感動できるか、と感動も薄いし、イマイチ楽しめていない。

米国ハーバード大学は、自己評価で「自分が幸福だ」とする学生と、幸福感が低かった学生を16年間追跡し、収入を比較した。その結果、幸福感が低かった学生に比べて、幸福感が高かった学生は、生涯収入の年収換算で平均2万5000ドルも多いということがわかった。幸福感の自己評価と収入が関係あるなんて、ちょっとおもしろい。

前向きな意欲や気力、楽観的な姿勢が高齢者の寿命を延ばすというのは、スウェーデンのウメオ大学の論文。平均年齢89歳の楽観的で高い意欲を持つ人の5年後の生存率は56%、普通と判定された人は39%だった。

意欲的で、たくさん感動する心の若さ。いつもいい可能性があることを忘れない楽観力。そして、自分は幸福だと思う力は、人を健康にする。

健康は、人生の目的ではない。健康は、人生を楽しむための道具である。そして、人生を楽しむことが、さらに健康へと導いてくれるというのだから、こんなに素晴らしい話はないと思う。

検診は健康を守る道具だ。検診が人生の目的ではない。「異常なし」というお墨付きをもらうために生きているのではない。幸せに生きるための道具であるはずの検診に支配されてはいけないのだ。

米国で話題の
無駄な医療・検査論争について

海外の一流雑誌にも、検査の有用性を再検証する研究が次々と発表されている。

「The American Board of Internal Medicine Foundation（米国内科専門医認定機構財団、略してＡＢＩＭ財団）という団体は、必要ない医療や検査をなくすために「Choosing Wisely」というキャンペーンを行った。日本でも医師の徳田安春さんがチューージング・ワイズリー・ジャパンという運動を始めた。「賢明に検査や治療法を選ぼう」という運動だ。米国では医学会が

Column

中心になって、無駄な医療を減らそうとしている。

すでに約50の医学会が賛同し、無駄な検査・医療を公表している。僕が気になったものをいくつか紹介しよう。

●「70歳を超える高齢者のコレステロール値は下げてはいけない。コレステロール値が低いほうが、死亡率が高い」（そのとおりだと思う）

●「テストステロン値が正常な男性のED治療に、テストステロンを使用しても、性欲は上がるが勃起力は上がらない」

●「インスリン不使用の2型糖尿病患者が家庭で血糖値測定をするのは、ほとんど意味がない」（そのとおり）

●「症状のない人が健康診断を受けるのは、ほとんど無意味」（これは難しい。健診だけだったら無意味。健診のデータをもとに、生活習慣の行動変容を起こさせれば健診はだいじだ。米国の医師は長野県の健康づくり運動なんて知らないんだろうな……)

●「予測される寿命が10年以内の人ががん検診を受けるのは、ほとんど無意味」(そのとおりだが、日本でもけっこう行われている)

●「軽度の喘息《ぜんそく》や気管支炎の子どもにエックス線検査をするのは無駄」(そのとおり。しかも子どもに余分な放射線を当ててはいけない)

●「認知症の高齢者に胃ろうをしてはいけない」(例外はあるが、そのとおり。日本でもいい議論が始まっている)

●「頭部を打ったからといって、CT検査をするのはほとんど無意味」(そのとおり)

●「ウイルス性の副鼻腔炎などに抗菌薬(抗生物質)を多用す

るのは無駄」（まさにそのとおり）

●「頭痛の原因を調べるための脳波検査は無駄」（そのとおり。脳波検査の必要性はない）

検査嫌いな僕にとっては、「意味がない」検査がたくさん挙げられており、「ほら、やっぱり……」と気持ちがスッキリするキャンペーンで、日本でもぜひこのような見直しをもっと積極的にしてほしいと思う。

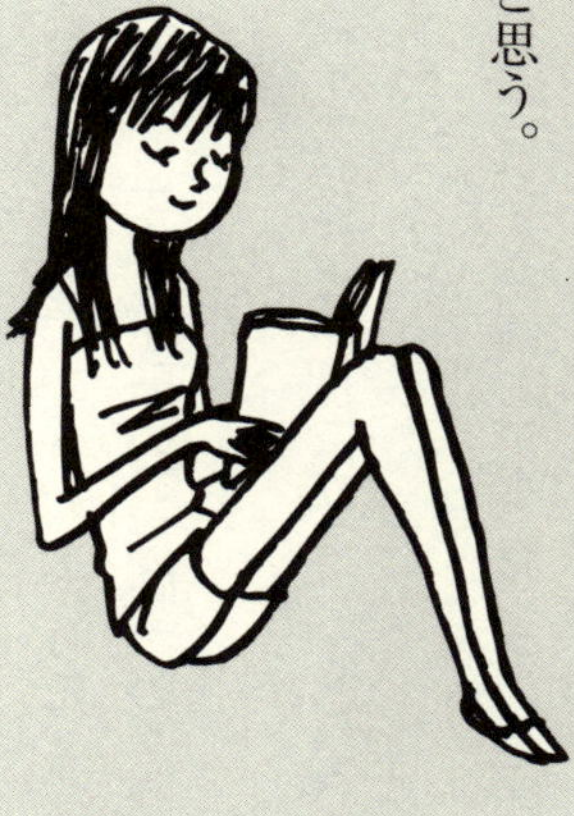

おわりに

「検査なんか嫌いだ」。内科医の僕にとって、言いにくい言葉だ。こんなタイトルの本を書く気になったのは、いらない検査がけっこうあるなと思っているからだ。

患者さんの中にも、検査なんか嫌い、怖い、不安、コストが高い、意味がわからないなど、複雑な気持ちの人が多いのではないかと思う。

医療は、患者さんと医者の共同作業だ。検査はイヤだけど、役に立つ……というポジションに立って、わかりやすい、納得できる本を書こうとした。

痛い検査は、オーダーするのもイヤだけど、役に立つなら納得してもらいたいと思った。少しでも検査は少なくしたいといつも思ってきた。役に立つ検査は、どれか……と考えてみた。検査の後、やりっ放しにしないことが大切。どうしたら検査の価値が出てくるのかを考えてみた。

僕は、内科医として、体と心の両方を統合して診ようとしてきた。体も1つの臓器だけではなく全体を診ようとしてきた。細胞と血管と臓器が絶妙につながっている小宇宙をイメージしながら、どうしたら健康に生きられるかを考えてきた。

痛くない検査で、危険でない検査で、できるだけ少ない検査で、細胞と臓器に何が起きているかを、未病のうちに、病気の火を消せたらいいなと、考えている。病気があっても、暴走しないように抑え込めたらいいなと、考えている。

検査の嫌いな医者が、このくらいまではギリギリいいか……と考えながら、自分が受けてもいい検査について、一般の方に、できるだけわかりやすい表現で一冊の本にした。鎌田ワールドの医療、健康、いのちの「物語」を書いた。役に立つ実用書として読んでもらえれば幸いだ。

今、病気を抱えて悩まれている方や、今は元気だけど、いつ、どういうタイミングで健診や検診を受けたらよいのか悩んでいる方に、ひとつのヒントをさしあげることができたら、うれしい。

検査は、イヤだけど、役に立つと思っている。でも、嫌いだ。

２０１７年１月

鎌田　實

健康診断や人間ドックの一般的な検査項目

共用基準範囲

日本臨床検査医学会「臨床検査のガイドライン JSLM2015」より

項目名称	項目	単位		下限	上限
白血球数	WBC	$10^3/\mu L$		3.3	8.6
赤血球	RBC	$10^6/\mu L$	M	4.35	5.55
			F	3.86	4.92
ヘモグロビン	Hb	g/dL	M	13.7	16.8
			F	11.6	14.8
ヘマトクリット	Ht	%	M	40.7	50.1
			F	35.1	44.4
平均赤血球容積	MCV	fL		83.6	98.2

項目名称	項目	単位		下限	上限
平均赤血球色素量	MCH	pg		27.5	33.2
平均赤血球色素濃度	MCHC	g/dL		31.7	35.3
血小板数	PLT	$10^3/\mu L$		158	348
総蛋白	TP	g/dL		6.6	8.1
アルブミン	ALB	g/dL		4.1	5.1
グロブリン	GLB	g/dL		2.2	3.4
アルブミン、グロブリン比	A/G			1.32	2.23
尿素窒素	UN	mg/dL		8	20
クレアチニン	CRE	mg/dL	M	0.65	1.07
			F	0.46	0.79

項目名称	項目	単位		下限	上限
尿酸	UA	mg/dL	M	3.7	7.8
			F	2.6	5.5
ナトリウム	Na	mmol/L		138	145
カリウム	K	mmol/L		3.6	4.8
クロール	Cl	mmol/L		101	108
カルシウム	Ca	mg/dL		8.8	10.1
無機リン	IP	mg/dL		2.7	4.6
グルコース	GLU	mg/dL		73	109
中性脂肪	TG	mg/dL	M	40	234
			F	30	117

※　中性脂肪（TG）基準値の男性の上限に関しては、多くの医療機関で150としている。僕も150を男性の上限と考えている。

項目名称	項目	単位		下限	上限
総 コレステロール	TC	mg/dL		142	248
HDL- コレステロール	HDL-C	mg/dL	M	38	90
			F	48	10.3
LDL- コレステロール	LDL-C	mg/dL		65	163
総ビリルビン	TB	mg/dL		0.4	1.5
アスパラギン酸 アミノトランスフェラーゼ	AST	U/L		13	30
アラニンアミノ トランスフェラーゼ	ALT	U/L	M	10	42
			F	7	23
乳酸脱水素 酵素	LD	U/L		124	222
アルカリ ホスファターゼ	ALP	U/L		106	322

項目名称	項目	単位		下限	上限
γ-グルタミール トランスフェラーゼ	γGT	U/L	M	13	64
			F	9	32
コリン エステラーゼ	ChE	U/L	M	240	486
			F	201	421
アミラーゼ	AMY	U/L		44	132
クレアチン・ホスホキナーゼ	CK	U/L	M	59	248
			F	41	153
C反応性蛋白	CRP	mg/dL		0.00	0.14
鉄	Fe	mg/dL		40	188
免疫 グロブリンG	IgG	mg/dL		861	1747

項目名称	項目	単位		下限	上限
免疫グロブリンA	IgA	mg/dL		93	393
免疫グロブリンM	IgM	mg/dL	M	33	183
			F	50	269
補体蛋白3	C3	mg/dL		73	138
補体蛋白4	C4	mg/dL		11	31
ヘモグロビンA1c	HbA1c	%(NGSP)		4.9	6.0

健康診断や人間ドックでの検査項目は、それぞれの病院や検査機関が独自に設定しているので、少しずつは差がある。

また、この範囲内ならば、病気ではないという基準値も、それぞれの判断があるので、微妙な差はある。

また、時代や国によっても変動がある。

〈 参考文献 〉

日本人間ドック学会「人間ドックの現況 」2005 年～ 2015 年各年版
日本糖尿病学会「糖尿病診療ガイドライン」2010 年～ 2016 年各年版
日本糖尿病学会「科学的根拠に基づく糖尿病診療ガイドライン 2013」
厚生労働省「特定健康診査・特定保健指導の実施状況」平成 24 年度～ 26 年度各年度版
厚生労働省「保険者による健診・保健指導等に関する検討会」第 1 回～第 26 回資料
日本肥満学会編『肥満症診療ガイドライン 2016』(ライフサイエンス出版)
日本内科学会「メタボリックシンドロームの定義と診断基準」(『日本内科学会雑誌』2005 年第 94 巻第 4 号別冊)
国立がん研究センター「がん統計予測」2014 年～ 2016 年各年版
内藤裕二『人生を変える賢い腸のつくり方』(ダイヤモンド社)
内藤裕二『消化管(おなか)は泣いています』(ダイヤモンド社)
内藤裕二『胃がんの原因はピロリ菌です』(大垣書店)
今井雅之『Let's go for it!』(岩波書店)
日本消化器がん検診学会全国集計委員会「消化器がん検診全国集計 平成 25 年度」
別冊 NHK きょうの健康『検査でわかること 健康診断・人間ドックガイドブック』(NHK 出版)
日本癌治療学会「がん診療ガイドライン 前立腺がん」
日本泌尿器学会「前立腺癌診療ガイドライン 2012 年版」
日本乳癌学会「乳癌診療ガイドライン 2015 年版」
日本乳癌学会「患者さんのための乳がん診療ガイドライン 2016 年版」
しえ＆宍戸游子『がんだってルネッサンス』(中央法規出版)
日本婦人科腫瘍学会「子宮頸癌治療ガイドライン 2011 年版」
日本肝臓学会編『慢性肝炎・肝硬変の診療ガイド 2016』(文光堂)
日本生活習慣病予防協会「生活習慣病の調査・統計」
奥野敦史「千代の富士が最後に闘った膵臓がんとは」(『毎日新聞』2016 年 8 月 2 日)
九重貢『綱の力』(ベースボールマガジン社)
『追悼千代の富士貢』(『スポーツマガジン』2016 年 9 月号)
千代の富士貢、向坂松彦『私はかく闘った―横綱千代の富士』(NHK 出版)
長谷部浩『天才と名人 中村勘三郎と坂東三津五郎』(文春新書)
日本肝胆膵外科学会、胆道癌診療ガイドライン作成委員会編『胆道癌診療ガイドライン改訂第 2 版』(医学図書出版)
国立がん研究センター「がん情報サービス」ganjoho.jp
急性胆管炎・胆嚢炎診療ガイドライン改訂出版委員会他編『急性胆管炎・胆嚢炎診療ガイドライン 2013』(医学図書出版)
急性膵炎診療ガイドライン 2015 改訂出版委員会他編『急性膵炎診療ガイドライン 2015』(金原出版)
山本兼右、山崎秀男、久保次男、黒田知純「大阪府がん登録の記録照合による胃がん検診の診断精度評価―診療放射線技師と医師の診断精度の検討―」(『日本消化器画像診断情報研究会雑誌』2010 年)
山本兼右、山崎秀男、大島明他「胃がん検診における医師と撮影技師の診断精度(感度、特異度、area under ROC curve (AUC))の評価—大阪府がん登録の記録照合による解析—」(『財団法人大阪成人病予防協会研究奨励助成研究報告集』2010 年)
厚生労働省「平成 27 年(2015)人口動態統計(確定数)の概況」
朝田隆『認知症かな? と思ったらすぐ読む本』(技術評論社)
朝田隆『効く!「脳トレ」ブック』(三笠書房)
メモリークリニックお茶の水ホームページ memory-cl.jp
日本神経学会、日本神経治療学会、日本精神神経学会、日本認知症学会、日本老年医学会、日本老年精神医学会「認知症疾患診療ガイドライン 2016」
厚生労働省「国民健康・栄養調査平成 24 年」
日本動脈硬化学会「コレステロール摂取量に関する声明」
日本動脈硬化学会『動脈硬化性疾患予防のための脂質異常症治療ガイド 2013 年版』(日本動脈硬化学会)
厚生労働省「平成 26 年(2014)患者調査の概況」
泉孝英『ガイドライン 外来診療 2016』(日経メディカル開発)
日本脂質栄養学会「長寿のためのコレステロールガイドライン 2010 年版」
日本肝臓学会「B 型肝炎治療ガイドライン(第 2 版)2014 年」
日本肝臓学会「C 型肝炎治療ガイドライン(第 5.2 版)2016 年」
日本肝臓学会「NASH・NAFLD の診療ガイド 2010」
日本肝臓学会「肝癌診療ガイドライン 2013 年版」
日本肝臓学会「サルコペニア判定基準(第 1 版)」
日本肝臓学会「慢性肝炎診療のためのガイドライン」
日本痛風・核酸代謝学会ガイドライン改訂委員会『高尿酸血症・痛風の治療ガイドライン(第 2 版)』(メディカルレビュー社)
日本肥満学会「肥満症診断基準 2011」
日本高血圧学会「高血圧治療ガイドライン 2014」
日本人間ドック学会・健康保険組合連合会「新たな検診の基本検査の基準範囲 人間ドック学会と健保連による 150 万人のメガスタディー」
家森幸男『長寿と日本食—日本から世界への発信』(生活ジャーナル)
家森幸男、林真理『健康長寿の食べ方 早死にする食べ方』(海竜社)
家森幸男「健康長寿食:世界食事調査からみた和食」(第 59 回日本糖尿病学会年次学術集会シンポジウム講演)
Choosing Wisely Japan(チュージング・ワイズリー・ジャパン)ホームページ choosingwisely.jp
日本人間ドック学会「脳ドックのガイドライン 2014」
日本糖尿病学会「糖尿病治療ガイド 2016-2017」
日本歯周病学会「歯周病と全身の健康」
日本臨床検査医学会 ガイドライン作成委員会編『臨床検査のガイドライン JSLM2015』(日本臨床検査医学会)

〈 海外参考文献 〉

R. Herrero, J. Parsonnet, E.R. Greenberg, IARC (International Agency for Research on Cancer) Helicobacter pylori Working Group, "Prevention of gastric cancer," *The Journal of the American Medical Association*, published online, 24 Sep. 2014

D. Gareth R. Evans et al., "The Angelina Jolie effect: how high celebrity profile can have a major impact on provision of cancer related services," *Breast Cancer Research* Oct. 2014

David Kroll, "Angelina Jolie's Round Two With Mutated BRCA1: Solid Science Sprinkled With Nonsense," *Forbes*, 26 Mar. 2015

Antoniou A. et al., "Average risks of breast and ovarian cancer associated with BRCA1 or BRCA2 mutations detected in case series unselected for family history: a combined analysis of 22 studies," *American Journal of Human Genetics*, May 2003

Desai S. et al., "Do celebrity endorsements matter? Observational study of BRCA gene testing and mastectomy rates after Angelina Jolie's New York Times editorial," *British Medical Journal*, 14 Dec. 2016

Candyce H. Kroenke et al., "Postdiagnosis social networks and breast cancer mortality in the After Breast Cancer Pooling Project," *Cancer*, 12 Dec. 2016

Sonja Hilbrand et al., "Caregiving within and beyond the family is associated with lower mortality for the caregiver: A prospective study," *Evolution and Human Behavior*, Dec. 2016

Tammy C. Hoffmann, Chris Del Mar, "Clinicians' Expectations of the Benefits and Harms of Treatments, Screening, and Tests," *JAMA International Medicine*, 9 Jan. 2017

Eleanor Barry et al., "Efficacy and effectiveness of screen and treat policies in prevention of type 2 diabetes: systematic review and meta-analysis of screening tests and interventions," *British Medical Journal*, 4 Jan. 2017

Nicola Veronese et al., "Combined associations of body weight and lifestyle factors with all cause and cause specific mortality in men and women: prospective cohort study," *British Medical Journal* , 24 Nov. 2016

Siu AL et al., "Screening for Breast Cancer: U.S. Preventive Services Task Force Recommendation Statement," Annals of Internal Medicine, 16 Feb. 2016

http://annals.org/aim/article/2556139/effectiveness-screening-colonoscopy-prevent-colorectal-cancer-among-medicare-beneficiaries-aged

Ray KK, et al., "Reductions in atherogenic lipids and major cardiovascular events. A pooled analysis of 10 ODYSSEY trials comparing alirocumab with control," *Circulation*, 24 Oct. 2016

Emiel P.C. van der Vorst et al., "High-Density Lipoproteins Exert Pro-inflammatory Effects on Macrophages via Passive Cholesterol Depletion and PKC-NF-κB/STAT1-IRF1 Signaling," *Cell Metabolism*, 10 Jan. 2017
Schwartz JE et al., "Clinic Blood Pressure Underestimates Ambulatory Blood Pressure in an Untreated Employer-Based US Population: Results From the Masked Hypertension Study," *Circulation*, 6 Dec. 2016
Raymond G. Fox et al. "Image-based detection and targeting of therapy resistance in pancreatic adenocarcinoma," *Nature*, 6 Jun. 2016
Michelle Beaumont et al. "Heritable components of the human fecal microbiome are associated with visceral fat," *Genome Biology*,10 May 2016
Job G. Godino et al., "Lifestyle Advice Combined with Personalized Estimates of Genetic or Phenotypic Risk of Type 2 Diabetes, and Objectively Measured Physical Activity: A Randomized Controlled Trial," *Plos Medicine*, 29 Nov. 2016
Karen Astle et al., "Having a purpose in life may improve health of aging brain," *Stroke*, 19 Mar. 2015
Cohen Randy et al., "Purpose in Life and Its Relationship to All-Cause Mortality and Cardiovascular Events: A Meta-Analysis," *Psychosomatic Medicine*, Feb. /Mar. 2016
Faiza Tabassum et al. "Association of volunteering with mental well-being: a lifecourse analysis of a national population-based longitudinal study in the UK," *British Medical Journal Open*, 1 Sep. 2016

イラストレーション／山本重也
カバー＆本文デザイン／海野光世
編集・構成／宇山恵子（京都府立医科大学特任教授・東京医科歯科大学非常勤講師・大阪大学招へい教授）、吉村 遙
図版制作／玉井いずみ
著者写真撮影／野口昌克

検査《けんさ》なんか嫌《きら》いだ

2017年2月28日　第1刷発行

著　者　鎌田《かまた》 實《みのる》

発行者　茨木政彦

発行所　株式会社 集英社

〒101-8050　東京都千代田区一ツ橋2-5-10
電　話　編集部　03-3230-6141
　　　　読者係　03-3230-6080
　　　　販売部　03-3230-6393（書店専用）

印刷所　図書印刷株式会社

製本所　ナショナル製本協同組合

ISBN978-4-08-781617-4　C0095